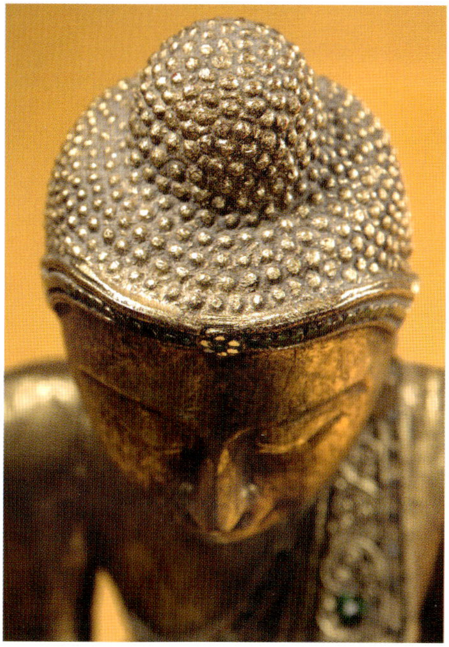

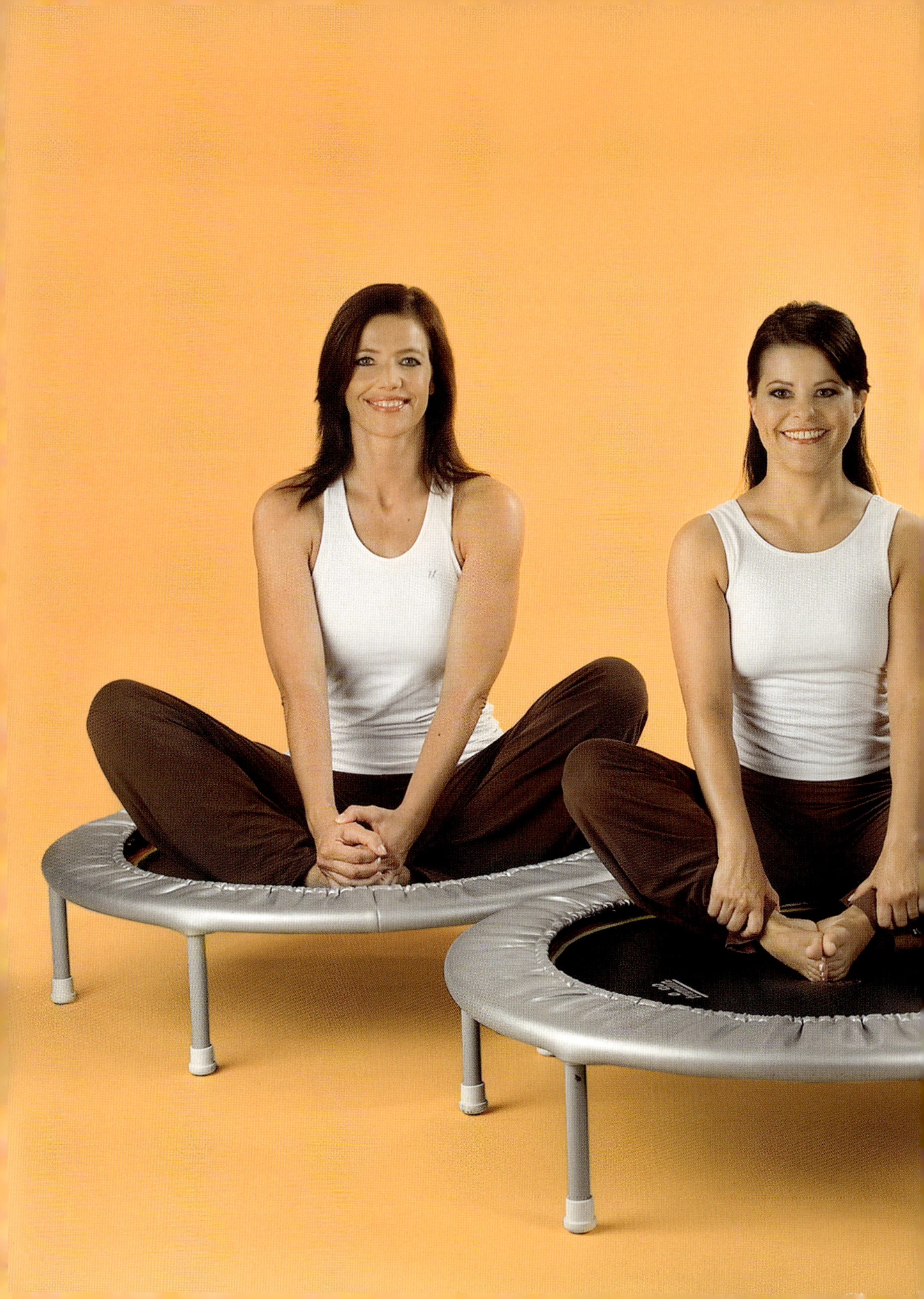

Balance Swing™ auf dem Minitrampolin

blv

Das neue Glückshormone-Training

YVONNE HYNA
ANNETT SCHÖNFELDER

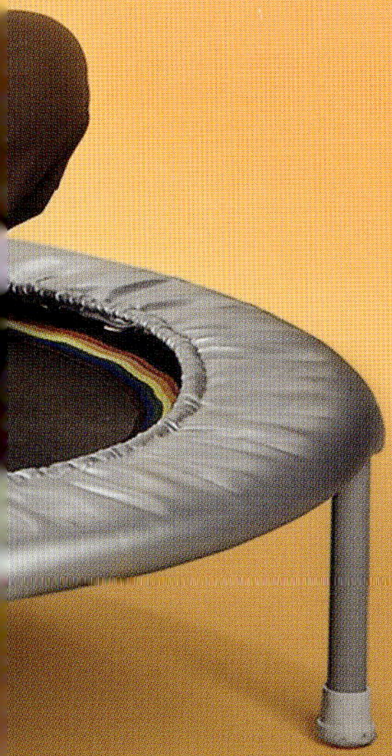

Balance Swing™

Was Sie in diesem Buch finden

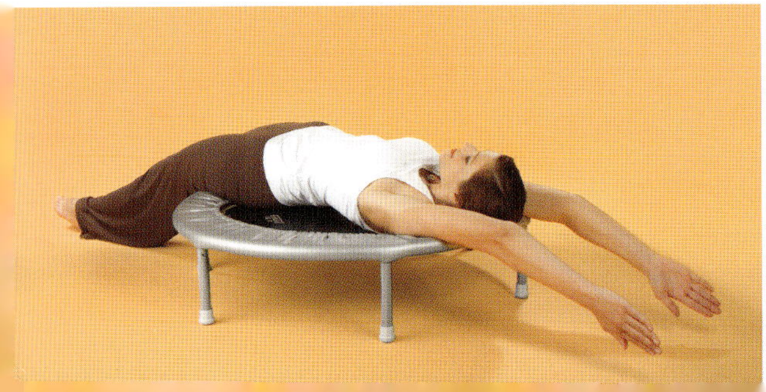

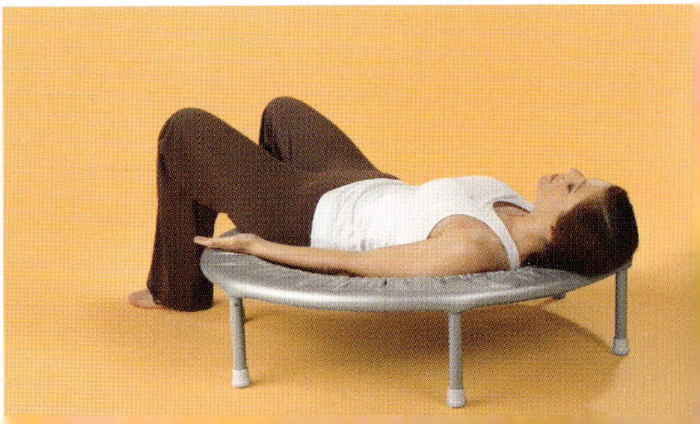

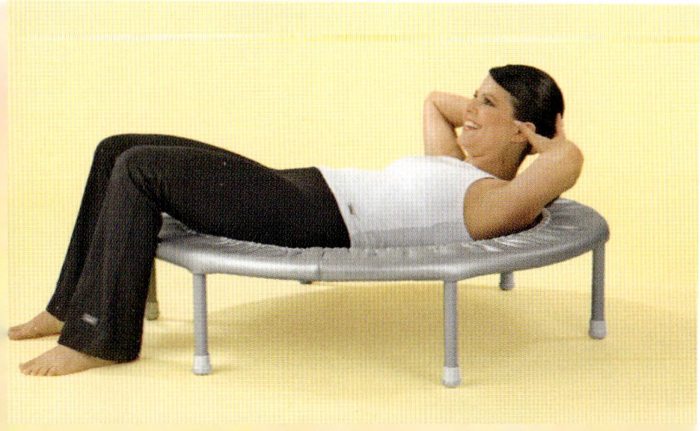

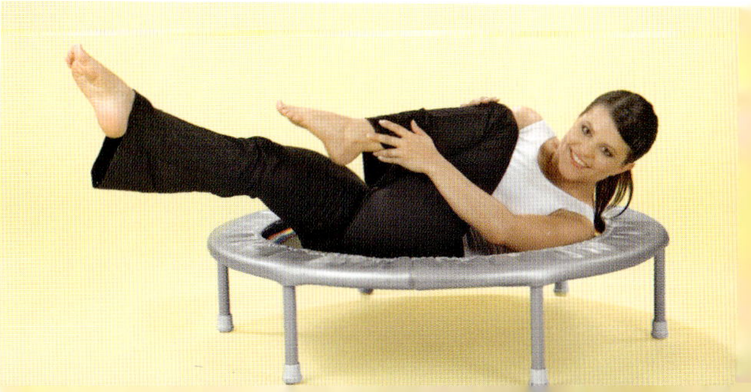

Vorwort

Gratulation, mit diesem Buch werden Sie zu mehr innerer und äußerer Balance gelangen, Ihre Ausstrahlung verbessern, Ihre Gesundheit stärken und eine Menge Spaß haben.

Unser Rezept: Gute Laune!

Weltweit sind viele Menschen unzufrieden mit ihrem körperlichen und seelischen Wohlbefinden, sind anfällig für Krankheiten, fühlen sich gestresst und haben schon lange nicht mehr gelacht. Wir haben das Gegenmittel dafür entwickelt, denn Lachen ist die beste Medizin.
An einem sonnigen Nachmittag vor drei Jahren saßen wir in unserem Lieblingscafé in München und stellten einmal mehr fest, wie ausgepowert wir wieder waren. Nach einer stressigen Woche hatten unsere Körper nur noch wenig Energie. Wir beschlossen: Es muss sich etwas ändern! Wie wäre es, eine Trainingsform zu finden, die uns Energie gibt und dabei noch richtig gute Laune macht? Mit der wir unseren Körper auspowern und möglichst viele Kalorien verbrennen? Aber natürlich auch die Muskeln kräftigen und unsere Figuren formen? Durch die wir jünger und vitaler aussehen? Das oft vernachlässigte Gleichgewicht fördern und Stabilität bekommen? Aber die uns auch die nötige Ruhe und Entspannung bringt, sodass wir Energie sammeln können?
Es war wie mit dem Überraschungsei, es sollten gleich mehrere Wünsche auf einmal in Erfüllung gehen. Wir haben uns auf die Suche gemacht und – wer suchet, der findet …

In unserem zunächst eher energielosen Zustand begannen wir damit, uns ein paar Fragen zu stellen: Wann waren wir das letzte Mal so richtig unbeschwert und haben uns völlig frei und leicht gefühlt? Na klar: als Kinder. Und was macht man als Kind, wenn man sich freut? Man hüpft. Als Erwachsene haben wir aufgehört zu hüpfen und es wird höchste Zeit, dass wir wieder damit beginnen. Die Idee war geboren: Wir entwickeln ein Trainingskonzept auf dem Trampolin, das alle Wünsche – die wir an diesem Nachmittag hatten – auf einmal berücksichtigt. Als Anhänger der Traditionellen Chinesischen Medizin (TCM) und der ganzheitlichen Trainingsphilosophie haben wir schnell gewusst, was uns und den meisten Menschen fehlt. Mit der Fünf-Elemente-Lehre der TCM, an die wir unser Konzept »Balance Swing™« angelehnt haben, decken wir alle Aspekte eines ganzheitlichen Trainings ab.

Jeder kann mitmachen

Wir stellten dieses Programm als neues Kurskonzept in unseren Fitness-Clubs vor. Unsere Erwartungen wurden weit übertroffen. Nicht nur wir hatten Spaß an unserem neuen Programm, sondern vor allem unsere Kursteilnehmer. Aufgrund der großen Nachfrage wurden aus einer Kursstunde Balance Swing™ pro Woche schnell ein bis zwei Stunden pro Tag. Immer mehr Menschen halten sich mit Balance Swing™ fit, jung und gesund. Unabhängig von Alter, Gewicht und Trainingszustand kann jeder

sofort mitmachen. Mit Balance Swing™ haben wir eine Trainingsform konzipiert, die unglaublich viel Freude bereitet und in ihrem Effekt einzigartig ist.
Wir freuen uns, mit diesem Buch jetzt noch mehr Menschen durch Balance Swing™ zu einem neuen Wohlgefühl zu verhelfen und sie auf dem Weg zu mehr Gleichgewicht für Körper, Geist und Seele zu unterstützen. Probieren Sie es aus, lassen Sie Ihre Glückshormone sprudeln. Sie werden bereits nach wenigen Trainingseinheiten die positiven Veränderungen spüren.

Viel Vergnügen beim Lesen und Üben!

Herzlichst
Eure Annett und Yvonne

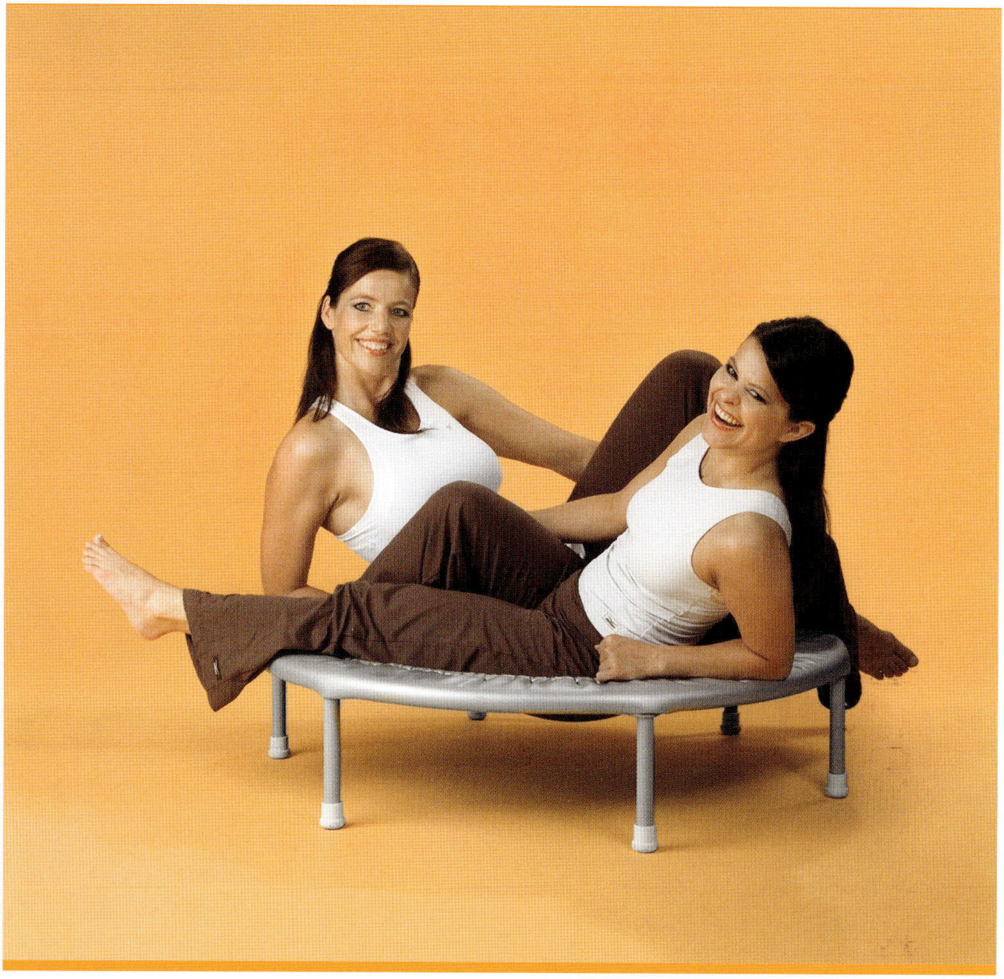

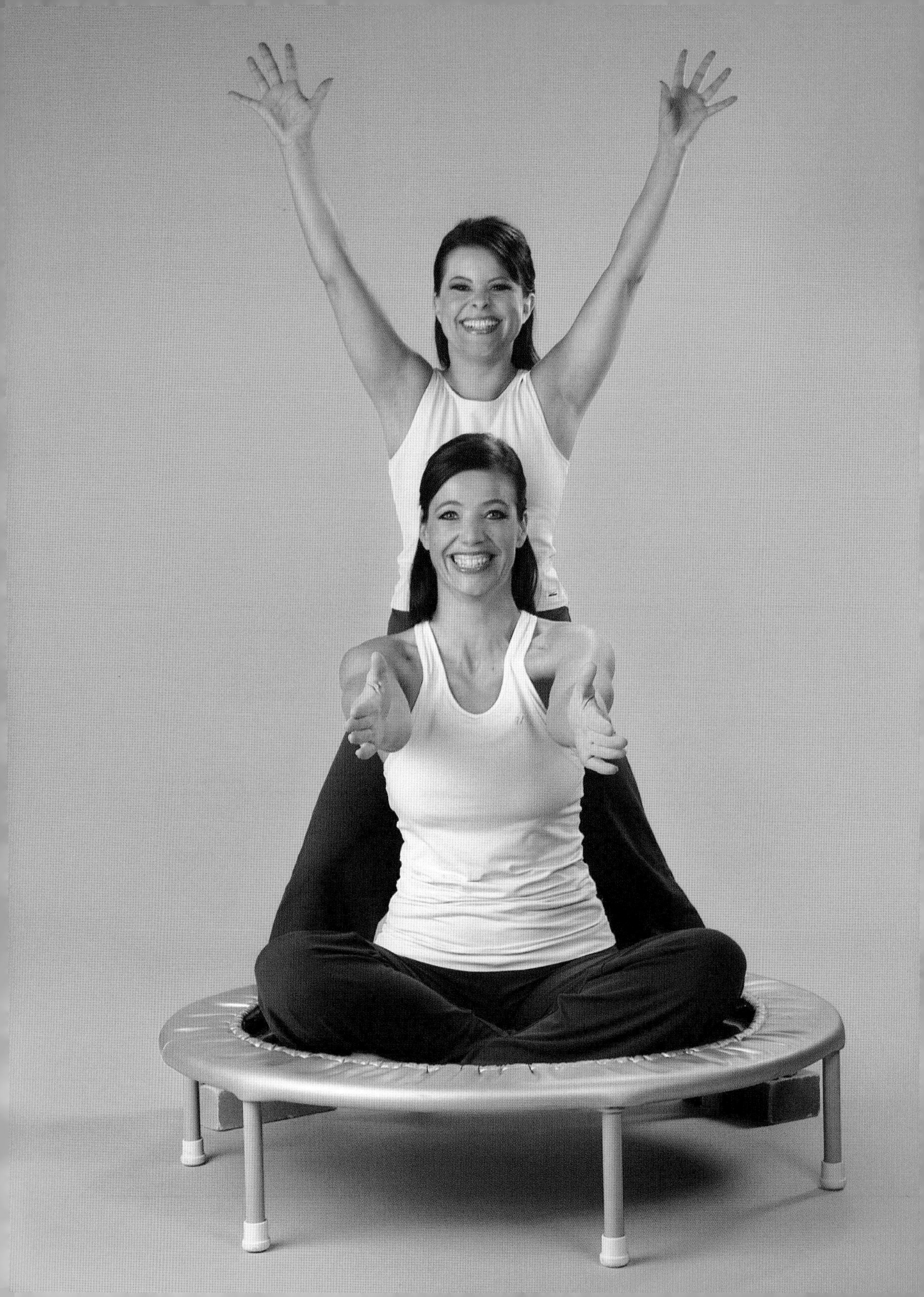

Balance Swing™ – Das Glücks-hormone-Training auf dem Minitrampolin

Das ganzheitliche Fitnesskonzept für mehr Ausstrahlung, Erfolg, körperliche Fitness und Gesundheit. Entwickelt nach der Traditionellen Chinesischen Medizin. Balance Swing™ harmonisiert Körper, Geist und Seele.

Was ist Balance Swing™ und wie wirkt das Training?

Balance Swing™ ist ein ganzheitliches Trainingskonzept auf dem Minitrampolin. Es orientiert sich an der Fünf-Elemente-Lehre der Traditionellen Chinesischen Medizin (TCM) und kombiniert westliche Trainingsformen, wie Herz-Kreislauf-, Gleichgewichts- und Muskeltraining, mit östlichen, wie Meridiantraining und Entspannungstechniken.
Mit fünf unterschiedlichen Trainingselementen werden bei Balance Swing™ Körper, Geist und Seele in Einklang gebracht. Einflüsse aus dem klassischen Fitnesstraining, wie Bodystyling oder Jogging, werden mit Elementen aus dem Yoga und Pilates kombiniert. Das Balance- bzw. Gleichgewichtstraining stellt den Hauptteil des Programms dar. In dieser Vielseitigkeit ist Balance Swing™ einzigartig.

Umfassende Aktivierung

Durch sanftes Auf- und Abschwingen wird jede einzelne Zelle im Körper aktiviert und der gesamte Körper gelenk- und wirbelsäulenschonend trainiert. Dabei werden nicht nur Muskeln, Bänder und Sehnen gekräftigt, sondern auch die inneren Organe sowie Bindegewebe und Haut. Durch Stimulation der Meridiane werden Verspannungen und Blockaden gelöst und die körpereigene Lebensenergie in Fluss gebracht. Das große Plus: Beim Schwingen auf dem Trampolin wird eine große Menge an Glückshormonen freigesetzt und Sie fühlen sich noch lange nach dem Training leicht und beschwingt.

Balance Swing™ – Swing up your life!

Balance

... steht für die Elemente des Balance-Swing™-Programms, die Ihnen mehr Kraft und Gleichgewicht geben.
Wird der Körper durch Alltagsstress aus dem Gleichgewicht gebracht, kann die körpereigene Balance durch sanftes Schwingen wieder hergestellt werden. Die körpereigene Balance ist die Grundvoraussetzung für Gesundheit, Wohlbefinden, Ausgeglichenheit und mehr Lebensenergie.

Swing

... steht für die Elemente im Balance-Swing™-Programm, die Ihnen mit Schwung zu neuer Energie und einer großen Menge Glückshormone verhelfen.
Leben ist Schwingung – durch Schwingungen verändert sich der Zustand, Schwingen harmonisiert. Mit dem richtigen Schwung bekommt man die nötige Energie, um den Anforderungen des Alltags gerecht zu werden und leistungsfähig und belastbar zu sein.
Das große Plus: Beim Schwingen auf dem

Trampolin werden Glückshormone freigesetzt und Sie fühlen sich noch lange nach dem Training leicht und beschwingt.

Balance für alle Lebenslagen

Bisher mussten Sie, um möglichst optimale körperliche Fitness und Wohlbefinden zu erlangen, sehr viel Zeit aufwenden. Wenn Sie beispielsweise etwas für Ihr Herz-Kreislauf-System tun wollten, trainierten Sie im Fitnessstudio an Cardio-Geräten oder gingen Joggen. Um Ihren Geist zur Ruhe zu bringen, nahmen Sie vielleicht an einem Yogakurs teil. Zur Kräftigung Ihrer Muskulatur besuchten Sie eine Bodystyling-Stunde oder absolvierten ein Krafttraining. Wenn Sie entspannen wollten, taten Sie das in Yogastunden oder vielleicht auch speziellen Entspannungsstunden.

Vielleicht gehören Sie aber auch zu denen, die in letzten Jahren kaum mehr Zeit für sich und ihren Körper gefunden haben. Unmerklich haben sich Pölsterchen, Rückenschmerzen und Unwohlsein eingeschlichen. Die Unzufriedenheit wächst, die Zeit bleibt knapp, doch Sie möchten endlich wieder auch etwas für sich tun. Aber mit was am besten beginnen? Es muss effektiv sein und natürlich Spaß machen …

Mit Balance Swing™ haben Sie alles in einem: Bei sehr geringem Zeitaufwand absolvieren Sie nicht nur ein ganzheitliches Trainingsprogramm, sondern bekommen vor allem auch richtig gute Laune!
Auf den nächsten Seiten finden Sie die Vorteile von Balance Swing™ und erfahren, wie sich regelmäßiges Trampolintraining auf Körper, Geist und Seele auswirkt.

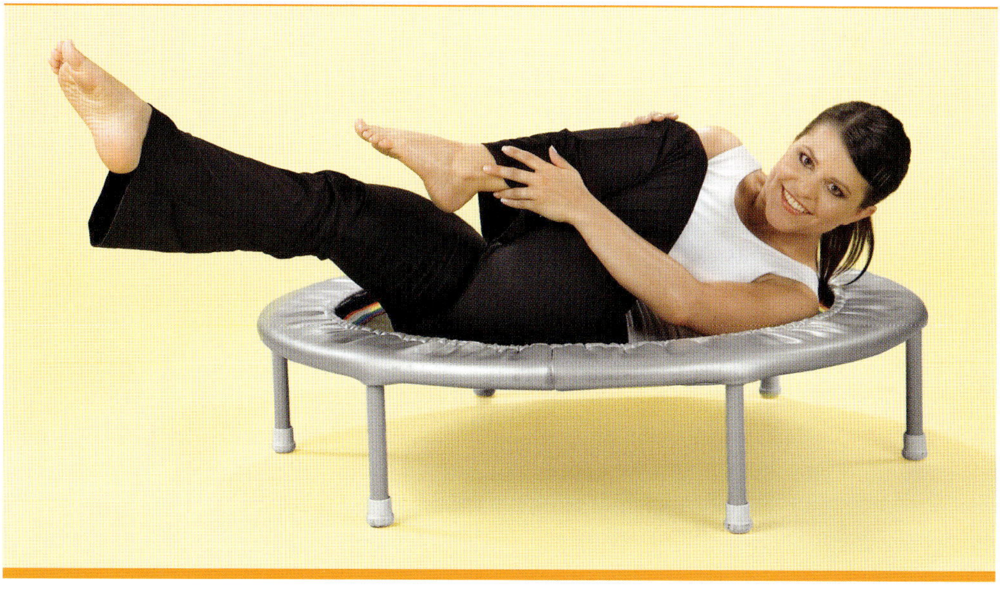

Unsere Figur – der erste Eindruck

»Der Körper ist das Zuhause unserer Seele.«

Louise L. Hay

Lieben Sie Ihr Spiegelbild oder denken Sie wehmütig an alte Zeiten zurück? Viele von uns beschleunigen den Schritt, wenn sie an Schaufenstern vorbeigehen, und vermeiden den Anblick ihrer Silhouette. Nur allzu gern werden Ausreden wie »In meinem Alter ist das normal« oder »Das habe ich von meiner Mutter/meinem Vater geerbt« verwendet, um den bequemen gewohnten Lebensstil weiterführen zu können. Eine wohlproportionierte Figur und Wohlbefinden sind aber keineswegs eine Frage des Alters und der genetischen Veranlagung. Werden Sie aktiv und bringen Sie sich in Form, damit Sie wieder gerne in den Spiegel schauen. Schenken Sie Ihrem Körper die Aufmerksamkeit, die er verdient.

Feste Muskeln und glatte Haut

Mit Balance Swing™ gelingt es Ihnen, Ihre Figur wieder zurückzuformen. Feste Muskulatur, straffes Bindegewebe und eine schöne Haut sind das Ergebnis von regelmäßigem Trampolintraining.

Das Bindegewebe und die Haut werden durch das sanfte Schwingen aktiviert und extrem durchblutet. Die Versorgung von Haut und Bindegewebe läuft dadurch auf Hochtouren und Giftstoffe werden beschleunigt abtransportiert.

Sie können schon nach wenigen Trainingseinheiten beobachten, wie Ihre Haut glatter wird, feiner und rosiger, das Bindegewebe fester und die Proportionen Ihres Körpers harmonischer. Die Übungen, vor allem aus dem Balance Workout, werden Ihre Muskeln straffen und formen. Menschen, die sich in ihrem Körper wohlfühlen, haben eine bessere Ausstrahlung und mehr Erfolg.

Entscheiden Sie sich bewusst für sich und schwingen Sie sich eine attraktive Figur!

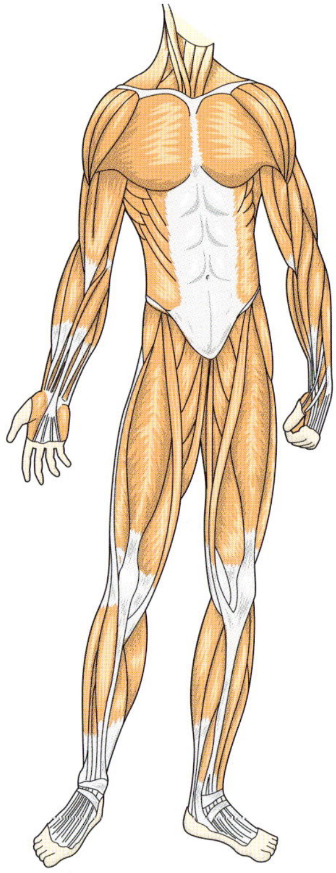

Auch weibliche Muskeln brauchen Training, um in Form zu bleiben.

Wie Sie Ballast loswerden und Gewicht verlieren

»Zu viel Ballast hindert am Vorwärtskommen.«
Arabisches Sprichwort

In der westlichen Welt leiden immer mehr Menschen an Übergewicht. Bewegungsmangel und falsche Ernährung tragen dazu bei, dass bereits schon Kinder einen zu hohen Körperfettanteil aufweisen. Für die meisten ist dies nur ein ästhetisches Problem, die Konsequenzen von Übergewicht sind allerdings viel weitreichender.
Die Belastung für das Herz-Kreislauf-System, die Gelenke und Knochen nimmt mit jedem überschüssigen Kilogramm Fett zu. Unzählige Diäten, Schlankheitsprogramme und Abnehmprodukte überschwemmen unseren Markt – wem ist der »Jo-Jo-Effekt« noch kein Begriff?

Ohne Bewegung geht nichts

Das einzig wirksame »Wundermittel« heißt jedoch nach wie vor Bewegung (plus einer ausgewogenen Ernährung). Wenn Sie abnehmen wollen, gibt es eine einfache Formel: Verbrauchen Sie mehr Kilokalorien, als Sie zu sich nehmen!
Balance Swing™ hilft Ihnen dabei. Beim Trampolintraining kommen das Herz-Kreislauf-System und der Stoffwechsel wirbelsäulen- und gelenkschonend so schnell in Schwung wie bei keiner anderen Sportart. Dies liegt daran, dass die Zellen beim Abwärtsschwingen den Druck in Gegendruck umwandeln müssen. Dabei steigt die biomechanische Leistung. Bei gleicher Sauerstoffaufnahme ist sie um bis zu 68 Prozent höher als z. B. beim Joggen – und dies sowohl in muskulärer als auch in konditioneller Hinsicht. Demnach sind 10 Minuten Trampolinspringen ebenso effektiv wie 30 Minuten Joggen.
Sie werden merken, dass Sie bei regelmäßigem Balance-Swing™-Training rasch die ungeliebten Pölsterchen verlieren und im Gegenzug straffe Körperpartien gewinnen. Sie werden sich bald attraktiver finden und wieder gern Bikini oder Badehose tragen.
Werden Sie unnötige Pfunde beschwingt los!

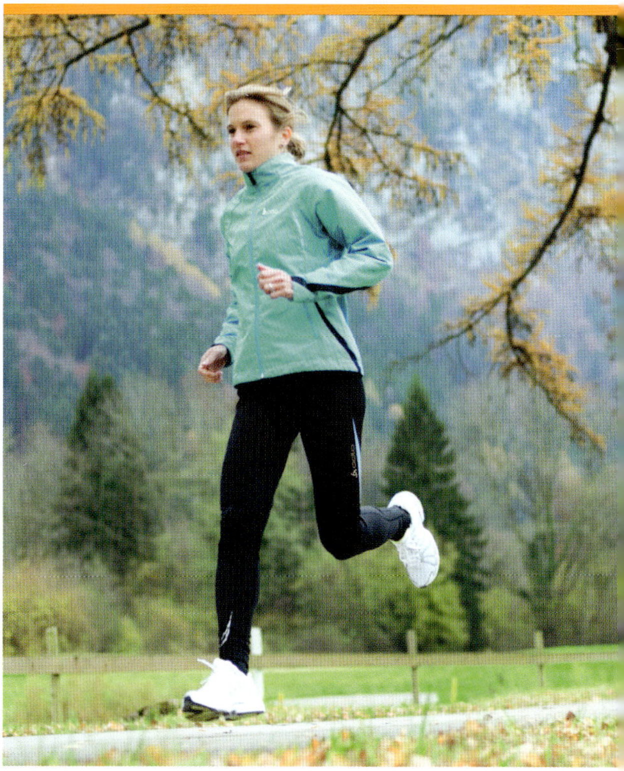

Drei Mal effektiver als Joggen: Trampolinspringen bringt mehr!

Wie Sie dem Alterungsprozess ein Schnippchen schlagen

»Ändert sich das Aussehen des Körpers, so ändert dies zugleich auch den Zustand der Seele.«

Aristoteles

Der menschliche Körper ist sehr anpassungsfähig. Nutzen Sie ureigene Mechanismen zu Ihrem Vorteil. Sicher kennen Sie das alte Sprichwort »Wer rastet, der rostet«. Oder haben Sie schon mal beobachtet, wie schnell der Körper abbaut, wenn er nicht gefordert wird? Bestes Beispiel sind Menschen, die aufgrund einer Beinverletzung einen Gips tragen müssen. Die Muskulatur wird über einen längeren Zeitraum nicht benutzt und der Körper reagiert auf diesen Umstand mit Muskelverlust: Das betroffene Bein zeigt bald einen deutlich geringeren Umfang als das gesunde Bein. Hier wird schon nach kurzer Zeit sichtbar, wie schnell der Körper nicht genutzte Zellen abbaut. Dies geschieht bei jedem Menschen – unabhängig von Verletzungen – in verlangsamter Form und wird als allgemeiner Alterungsprozess bezeichnet.

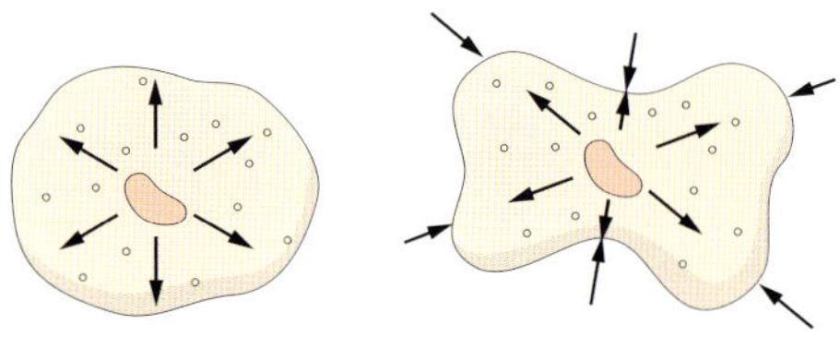

Die Zellaktivität während Balance Swing™: Ausdehnung der Körperzelle beim Aufwärtsschwingen (links), Kompression durch Druck beim Abwärtsschwingen (rechts).

Trampolinschwung hält jung

Die gute Nachricht: Diesem angeblich unausweichlichen Prozess können Sie Einhalt gebieten. Und zwar am besten mit Bewegung. Was ist eine natürlichere Form der Bewegung als Schwingung? Jedes Elektron, jedes Atom und jede Zelle in unserem Körper schwingt. Wenn Sie regelmäßig Balance Swing™ üben, werden damit alle Zellen in Ihrem Körper aktiviert. Die sanften rücken- und gelenkschonenden Bewegungen harmonisieren den gesamten Körper und die inneren Organe.
Das Ergebnis ist ein gesunder und leistungsfähiger Körper, der in seinem Gleichgewicht die innere Schönheit nach außen spiegelt. Wundern Sie sich also nicht, wenn Sie in Zukunft angesprochen werden, wie jugendlich und frisch Sie wirken. Das Geheimnis liegt einzig und allein darin, dass beim Schwingen die Zellaktivität erhöht wird: Während des Aufwärtsschwingens befinden sich alle Zellen Ihres Körpers für einen kurzen Augenblick in Schwerelosigkeit. In diesem Zustand dehnen sich die Zellen aus und werden optimal mit den lebenswichtigen Stoffen, wie Sauerstoff und Nährstoffen, versorgt. Beim Abwärtsschwingen werden die Zellen zusammengedrückt und Gifte, eingelagerte Fette und andere Abbauprodukte vermehrt herausgepresst und abtransportiert. Ihre Zellen profitieren davon.

Die Abwehr- und Selbstheilungskräfte des Körpers aktivieren

»Gesundheit ist nicht alles, aber ohne Gesundheit ist alles nichts.«

Arthur Schopenhauer

Wer kämpft nicht mindestens einmal im Jahr mit einer lästigen Erkältung oder einer Magen-Darm-Grippe? Immer mehr Menschen bekommen Allergien oder haben andere störende »Wehwehchen«, die sie mit sich tragen. Und natürlich tauchen Pickelchen oder Herpes-Bläschen immer dann auf, wenn man sie am wenigsten brauchen kann.

Ein gut funktionierendes Immunsystem ist in der Lage, Bakterien, Viren, Pilze oder andere schädliche Stoffe abzuwehren, sodass diese Angreifer gar nicht erst eine Chance bekommen, dem Körper zu schaden. Der Abtransport der Angreifer erfolgt vor allem über das Lymphsystem.

Bewegung aktiviert das Lymphsystem

Im Gegensatz zum Herz-Kreislauf-System, das vom Herzmuskel aktiviert wird, besitzt es keinen eigenen Antreiber. Das Lymphsystem wird nur durch Druck von außen in Zirkulation gebracht. Dies geschieht durch die Atembewegung der Lunge oder durch Kontraktion der Muskeln im Körper. Mangelnde Bewegung macht deutlich anfälliger für Krankheiten und verkürzt die Lebenserwartung. Zur Unterstützung Ihres Immunsystems ist Balance Swing™ geradezu ideal.

Schon wenige Minuten auf dem Trampolin stimulieren die Lymphbahnen optimal. Der ständige Wechsel von Schwerelosigkeit und sanftem Druck auf Ihr gesamtes Gefäßsystem bewirkt eine perfekte Ganzkörper-Lymphdrainage. Mit Balance Swing™ beschleunigen Sie Ihre Lymphtätigkeit bis auf das Zehnfache. Bei kaum einem anderen Training erreichen Sie mit so wenig Anstrengung einen so umfassenden Zellstoffwechsel. Schließlich ist der Körper nur so gesund wie sein Zirkulationssystem. Es ist lebenswichtig, dieses System in Zirkulation zu halten. Durch das sanfte Schwingen erreichen Sie die Aktivierung aller Körperzellen; die Zellen werden entgiftet und gereinigt und im Gegenzug mit Sauerstoff und Nährstoffen versorgt. Zum Dank ist Ihr Körper frisch und leistungsfähig, Ihr Abwehrsystem dauerhaft gestärkt.

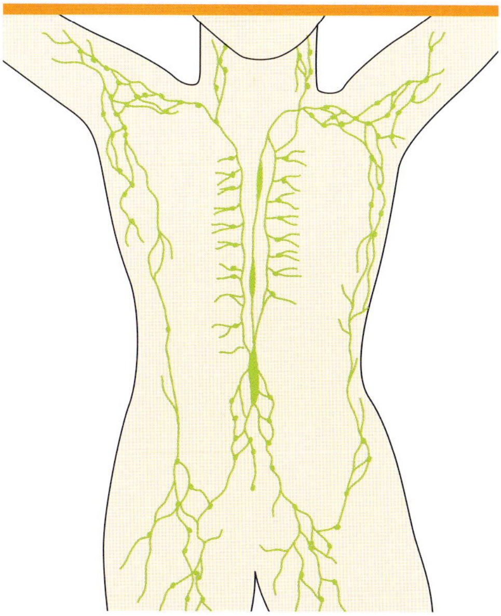

Das Lymphsystem des menschlichen Körpers.

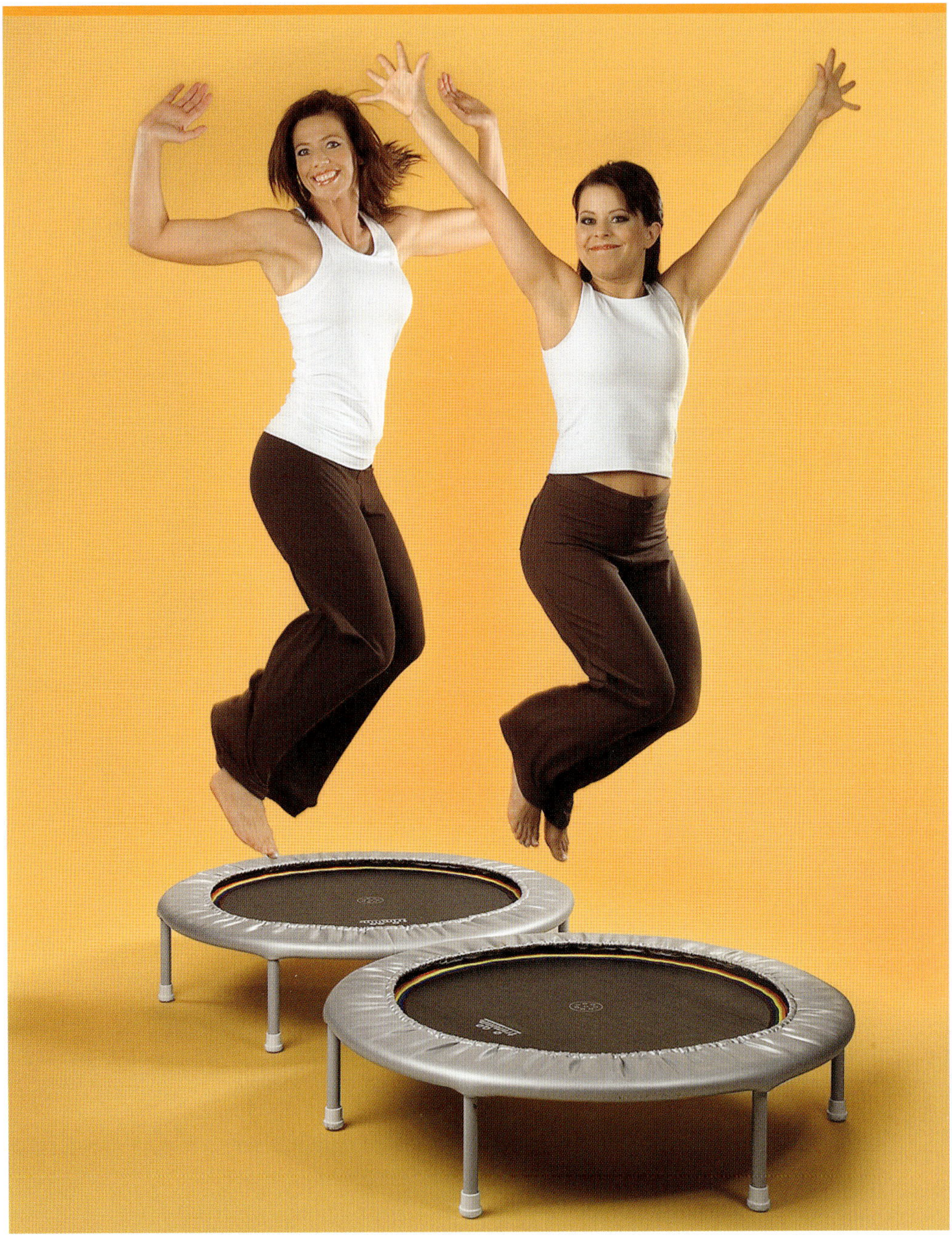

Balance Swing™ lässt Herzen höher schlagen und trainiert sie gleichzeitig. Tun Sie etwas für Ihr Herz, damit es gesund und leistungsfähig bleibt.

Bringen Sie Ihr Herz in Schwung

»Ein starkes Herz wirft so leicht nichts um.«

Annett Schönfelder

Wissen Sie wirklich die Leistung Ihres Herzens zu schätzen? Haben Sie gewusst, dass es tagtäglich mindestens fünf Liter Blut pro Minute durch den Kreislauf pumpt? Bei körperlicher Belastung kann die Pumpleistung bis auf das Fünffache steigen. Das ergibt eine Blutzirkulation von rund 10 000 Liter pro Tag, die in etwa 100 000 Herzschlägen durch den Körper gepumpt werden.

Für diese unvorstellbare Leistung danken wir unserem Herzen nur selten. Bluthochdruck, Angina pectoris oder Herzinfarkte sind keine Seltenheit in unserer von Bewegungsmangel geprägten, hektischen Zeit.

Gesunde Venen – gesundes Herz

Für ein gesundes und leistungsfähiges Herz können Sie am besten vorsorgen, indem Sie Ihr Herz-Kreislauf-System trainieren. Nachdem das Blut Sauerstoff und Nährstoffe an das Gewebe abgegeben hat, tritt es durch die Venen den Rückzug zu Herz und Lunge an. Für diesen Rückzug genügt jedoch die Herzaktivität nicht aus, das Blut wird von der sogenannten »venösen Pumpe« getrieben. Durch äußeren Druck der Beinmuskulatur auf die Venen wird das Blut zurücktransportiert. Die Venenklappen bestimmen dabei die Fließrichtung des Blutes. Mit Balance Swing™ unterstützen Sie die venöse Pumpe erheblich und entlasten somit Ihr Herz. Durch ständiges Auf- und Abschwingen wird die Bein-, v.a. die Wadenmuskulatur aktiviert, die Venen werden zusammenpresst und das Blut zum Weiterfließen bewegt. Wird dieser Rückfluss nicht von den Beinen unterstützt, bewegt sich das Blut in den Venen zu langsam vorwärts. Zum einen wird das Herz stärker beansprucht, zum anderen ist der Druck auf die Venenklappen zu hoch.

Irgendwann können diese dem Druck nicht mehr standhalten und das Blut fließt in die Beine, v.a. in die oberflächlichen Venensysteme zurück. Geschwollene Venen, Krampfadern, leichte Entzündungen und Schmerzen sind die Folge und beeinträchtigen erheblich die Lebensfreude. Machen Sie Ihr Herz mit regelmäßigem Training glücklich und profitieren Sie von den vielen Vorteilen von Balance Swing™ für das gesamte Herz-Kreislauf-System.

Bringen Sie Ihr Herz in Schwung!

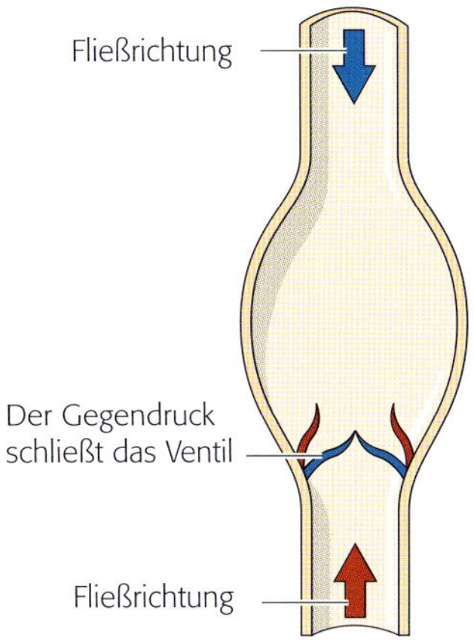

Eine gesunde Venenpumpe entlastet das Herz.

Rücken und Gelenke schonend trainieren

»Ein starker Rücken braucht keine Krücken.«

Yvonne Hyna

Fühlen Sie sich flexibel und beweglich oder geht es Ihnen wie bereits 60 Prozent der Bevölkerung, die regelmäßig Rücken- und Gelenkschmerzen haben und Schmerzmittel zur Linderung ihrer Beschwerden einsetzen? Den meisten ist dabei nicht bewusst, dass gerade Bewegungsmangel eine wesentliche Ursache dafür ist. Auffällig ist, dass immer mehr junge Menschen und zum Teil auch schon Kinder mit Haltungsproblemen und Schmerzen zu kämpfen haben.

Viele Kinder sitzen am liebsten den ganzen Tag vor dem Computer. Sich an der frischen Luft austoben ist nicht mehr »in«. Bei Erwachsenen ist dies nicht viel anders, einen Großteil des Tages verbringen wir überwiegend sitzend, die Bewegung kommt zu kurz.

Wohltat für den Bewegungsapparat

Das Resultat der veränderten Gewohnheiten sind neben Übergewicht vor allem Gelenk- und Rückenprobleme. Das beste Mittel dagegen ist Balance Swing™. Durch die federnde Wirkung der Trampolinmatte ist die Belastung auf Gelenke und Wirbelsäule lediglich ein Drittel so stark wie beim herkömmlichen Gehen. Egal in welchem Alter Sie mit diesem Training beginnen, Sie profitieren in mehrfacher Hinsicht:

- Stärkung der Gelenke: Durch die sanften Druck- und Zugimpulse während des Schwingens werden verbrauchte Stoffe aus dem Gelenkknorpel gepresst und in der Entlastungsphase wieder neue Gelenkschmiere mit frischen Nährstoffen im Gelenkspalt verteilt.
- Osteoporose-Prävention: Bei sanfter Belastung wird altes Knochenmaterial durch neue Knochenfasern ersetzt. Die sogenannten Knochenbälgchen verdichten sich durch Bewegung entlang der Druckkraftlinie, die Knochensubstanz wird erhalten bzw. aufgebaut, der Knochen stabiler und der altersbedingte Knochenabbau gebremst.
- Regeneration der Bandscheiben: Da die Bandscheiben keine Blutgefäße besitzen, werden sie über Bewegung (Be- und Entlastung) mit Nährstoffen versorgt. Nur so kann die Bandscheibe elastisch bleiben und ihrer Pufferfunktion gerecht werden. Beim Balance Swing™ wird durch den ständigen sanften Druckwechsel die Gewebeflüssigkeit herausgepresst und neue, nährstoffreiche wieder eingesaugt. Das ist die beste Art, den Stoffwechsel der Bandscheiben anzuregen.
- Muskelstärkung: Durch das notwendige Ausbalancieren trainieren Sie die gesamte Muskulatur des Körpers, vor allem die tief liegende Stützmuskulatur. Diese Muskulatur ist unter anderem für Ihre Haltung verantwortlich.

Schwingen Sie sich flexibel und gesund!

Wie Sie Körper und Geist entspannen und Glückshormone produzieren

»Lachen bricht alle Widerstände.«
Mark Twain

Immer mehr Menschen haben Leistungsdefizite oder bereits Krankheitssymptome, die auf Stress zurückzuführen sind. In unserer schnelllebigen Leistungsgesellschaft kommt der eigene Körper fast immer zu kurz. Ruhepausen oder unbeschwerte Lebensfreude finden im Alltag wenig Platz. Wenn Sie besonders hart gefordert werden, merken Sie kurz darauf, wie Sie sich plötzlich abgespannt und antriebslos fühlen. Den ersten Anzeichen von Erschöpfung können Sie mit Balance Swing™ effektiv entgegenwirken, indem Sie den Stress durch Schwingen am Trampolin förmlich abschütteln. Sie werden bemerken, dass sich schon nach kurzer Zeit Glücksgefühle entwickeln, ähnlich wie bei Kindern, die in den Betten herumspringen oder vor Freude hüpfen.

Neue Reserven tanken

Frische Energie durchströmt Ihren Körper schon nach einem einzigen 30-Minuten-Programm auf dem Trampolin. Durch die erhöhte Konzentration, die Sie vor allem bei den Gleichgewichtsübungen benötigen, kommt auch Ihr Geist zur Ruhe. Immer wieder haben wir in den Balance-Swing™-Kursen erlebt, wie sich die Gesichtszüge der Teilnehmer entspannten und die typischen Denk- oder Zornesfalten einem zufriedenen Lächeln wichen. »Lachen und Lächeln sind Pforten, durch die viel Gutes hineingelangt« oder »Lächeln Sie und die Welt lächelt zurück« sind Weisheiten, die wissenschaftlich betrachtet eine tiefere Bedeutung haben. In seinem Buch Anatomy of an Illness lieferte Norman Cousins solide im Labor überprüfte Beweise, dass Lachen tatsächlich einen positiven Effekt auf seine körperliche Verfassung hatte. Menschen mit körperlichem und geistigem Gleichgewicht haben eine unbeschwerte lebensbejahende Einstellung, lachen und lächeln öfter, sind gesünder und eine Bereicherung für ihre gesamte Umwelt. Bereichern auch Sie mit Ihrem Lächeln die Welt!

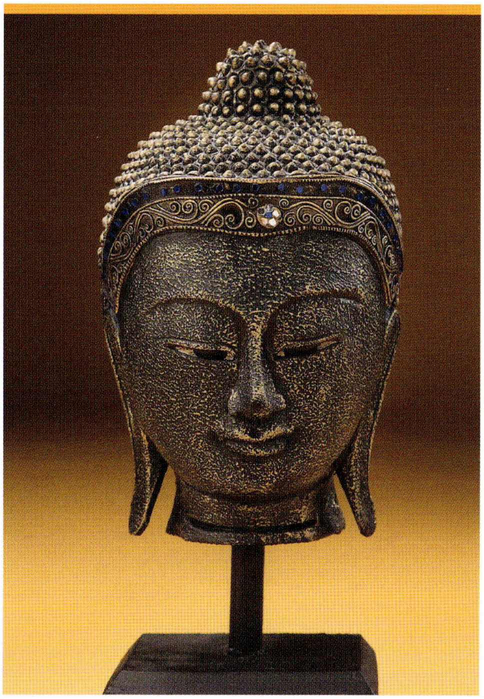

Ein ruhiger Geist zaubert von selbst ein Lächeln hervor.

Wissenschaftliche Studien zum Trampolintraining

Auch die Wissenschaft hat sich in mehreren Studien mit dem Trampolintraining beschäftigt. Belegt wurde dabei, dass während des Trainings mit dem Trampolin alle Zellen des Körpers, sprich Muskeln, Knorpel, Knochen, Bindegewebe, Organe, Lymphe u.v.m., in Bewegung versetzt und dadurch gestärkt werden. Und das Schönste dabei ist: Es macht Spaß!

Hüpfen für die Raumfahrt

Die NASA verwendet das Trampolintraining zur Vorbereitung ihrer Astronauten auf den Weltraum als Gleichgewichts- und Körpertraining zugleich.

Eine NASA-Studie zeigte bereits 1980, dass das Trampolinspringen dreimal ergiebiger ist als Joggen. Demnach sind 10 Minuten Trampolinspringen – gemessen an Körperbeschleunigung, Sauerstoffaufnahme und Herzfrequenz – ebenso effektiv wie 30 Minuten Joggen. Die biomechanische Leistung ist bei gleicher Sauerstoffaufnahme um bis zu 68 Prozent höher als z.B. beim Laufen – und dies sowohl in muskulärer als auch in konditioneller Hinsicht.

Der Grund für dieses faszinierende Ergebnis liegt darin, dass aufgrund der Gravitation (Erd-

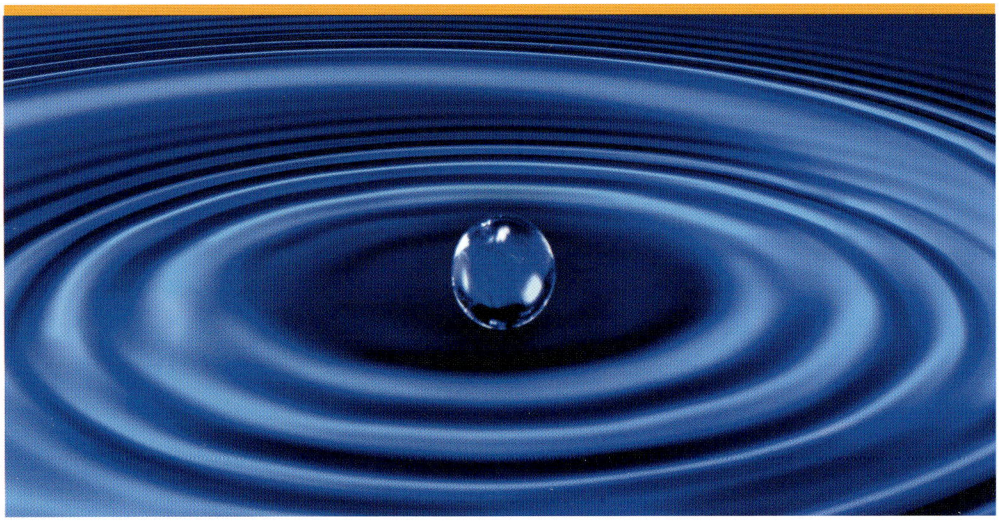

Die Erdanziehung übt gewaltige Kraft aus: auf einen abwärts schwingenden Körper ebenso wie auf einen fallenden Wassertropfen.

anziehungskraft) die Kräfte, die während des Abwärtsschwingens auf den Körper wirken, um das Drei- bis Vierfache des eigenen Körpergewichts erhöht sind (Joggen: das Zweieinhalb- bis Dreifache). Der Körper wird durch die Trampolinmatte sanft abgebremst, ohne die gewichttragenden Gelenke oder die Wirbelsäule zu überlasten.
Um diesen Druck auszugleichen, muss der menschliche Körper (Zellen, Muskeln, Organe) mehr Kraft aufwenden als beim Joggen. Durch den Richtungswechsel werden beim Absprung wiederum alle Muskeln angespannt und der Druck in den Zellen in einen Gegendruck umgewandelt, bevor sie sich in der »Schwerelosigkeit« vollständig entspannen. Dieses An- und Entspannen geschieht etwa zweimal pro Sekunde. Eine schnelle Adaption jeder einzelnen Körperzelle ist die Folge dieses Zug- und Druckverhältnisses. Denn je stärker eine Zelle belastet wird, desto stärker muss sie sich entwickeln.

Muskuläre Dysbalancen werden ausgeglichen

Eine Untersuchung an der Universität Tübingen hat gezeigt, dass das Trampolintraining nicht nur Muskelkraft aufbauen, sondern auch muskuläre Dysbalancen ausgleichen kann. Versuchspersonen, welche sechs Wochen lang zweimal für 15 Minuten auf einem Trampolin trainierten (einbeinig stehen, joggen), gewannen ebenso an Kraft wie eine zweite Gruppe, die an Kraftmaschinen trainierte.
Bei denjenigen, die das Trampolintraining ausübten, konnte jedoch zusätzlich ein Ausgleich der muskulären Dysbalancen festgestellt werden.

Schafft Besserung bei chronischen Beschwerden

Eine Studie der University of Southern California von Prof. Dr. Herbert De Vries hat festgestellt, dass bei dreimaligem Trampolintraining in der Woche lang anhaltende Migräne, unter der eine Vielzahl von Menschen leidet, erheblich gelindert werden kann. Muskuläre Verspannungen, Rückenschmerzen, Gelenksteifigkeit und Muskelschmerzen lassen bei regelmäßigem Trampolintraining nach. Eine positive Auswirkung wurde auch bei zu hohem oder zu niedrigem Blutdruck festgestellt sowie die Besserung von Krampfaderleiden.
Heute wird das Minitrampolin für viele Trainingszwecke eingesetzt, z. B.:

Vielseitiges Trampolin

- Postoperativer Aufbau
- Orthopädische Rehabilitationstherapie
- Physiotherapie
- Ergotherapie
- Schulung der Psychomotorik
- Bewegungstherapie
- Kinesiologie
- Schulung des neuromuskulären Systems
- Atemtraining
- Augentraining – Verbesserung der Sehkraft
- Zur Konzentrationssteigerung in Schule, Seminaren, Management-Training

Grundlagen der TCM und ihr Einfluss auf Balance Swing™

Die Traditionelle Chinesische Medizin (TCM) ist eine der ältesten Heilkunden der Welt, in der über gezielte Reize die Selbstheilungskräfte des Körpers stimuliert werden. Bereits vor über 2000 Jahren wurden diese Techniken therapeutisch genutzt. Der Schwerpunkt der TCM liegt in der Vorbeugung von Krankheiten durch einen gesunden Lebensstil, wie gesunde Ernährung und Bewegung. Das Ziel der TCM ist die Balance von Körper, Geist und Seele. Dabei spielen ganzheitliche und energetische Gesichtspunkte eine große Rolle. Die TCM ruht auf vier grundlegenden Säulen:

- das Konzept von Yin und Yang – die Balance aller Dinge;
- das Chi – unsere Lebensenergie;
- das Meridiansystem – die Kanäle unseres Körpers, durch die das Chi fließt;
- die fünf Elemente – der Kreislauf aller Dinge, der uns lehrt, wie man in Harmonie mit den Naturgesetzen lebt.

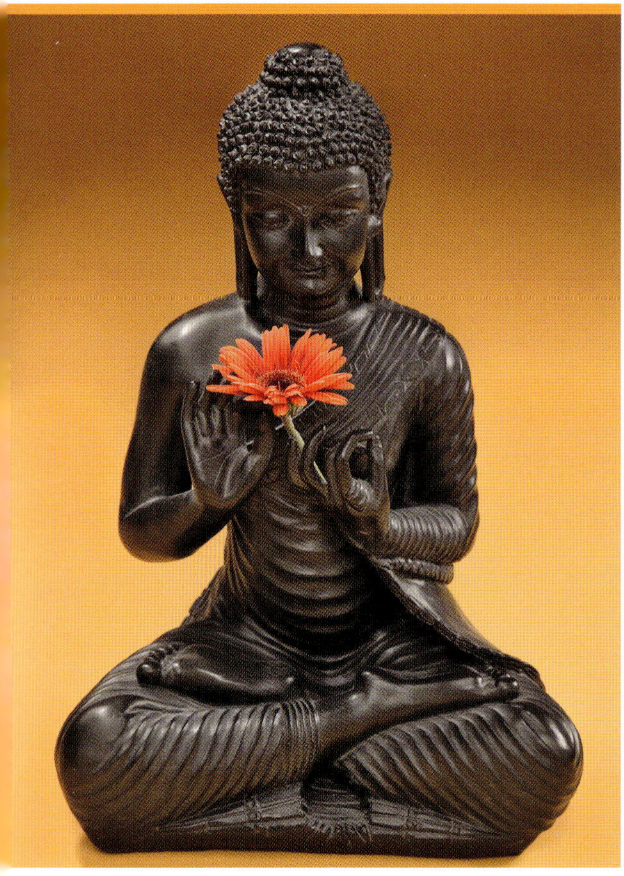

In der Ruhe liegt die Kraft!

1. Yin und Yang

Die Kräfte von Yin und Yang sind ein Grundpfeiler der TCM. Verkörpert werden Yin und Yang durch das schwarz-weiße Symbol (siehe Abb. Seite 25). Jedes enthält ein Element des anderen und wird so durch energetische Spannung zusammengehalten.
Yin und Yang sind Gegensätze, die jedoch ohne einander nicht bestehen können. Gegensätze ziehen sich an, sind miteinander verwoben und stellen so ein Gleichgewicht her. Nichts bleibt, alles wandelt sich. So entsteht z. B. inmitten der Dunkelheit wieder Licht und umgekehrt.

Der Rhythmus der Jahreszeiten

Gemäß Yin und Yang streben alle Dinge nach einem Gleichgewicht und sind dennoch ständig in Bewegung – wie der Rhythmus der Natur:

- Im Frühling wächst das Yang. Unsere Natur erwacht, die Knospen sprießen und alles wird grün und lebendig.
- Im Sommer erreicht das Yang seinen Höhepunkt. Die Bäume und Blumen blühen und die Sonne erreicht ihre stärkste Kraft.
- Die Yang-Energie des Sommers weicht der Yin-Energie des Herbstes. Die Natur zieht sich langsam nach innen zurück, die Energie wird nach innen gelenkt.
- Im Winter erreicht das Yin seinen Höhepunkt. Stille breitet sich aus.

Yin	Yang
Nacht	Tag
Dunkel	Hell
Winter	Sommer
Stille/Ruhe	Bewegung
Unten	Oben
Links	Rechts
Innen	Außen
Hinten	Vorne
Sanft	Schnell
Kleine Bewegungen	Große Bewegungen
Körpervorderseite	Körperrückseite
Weiblich	Männlich

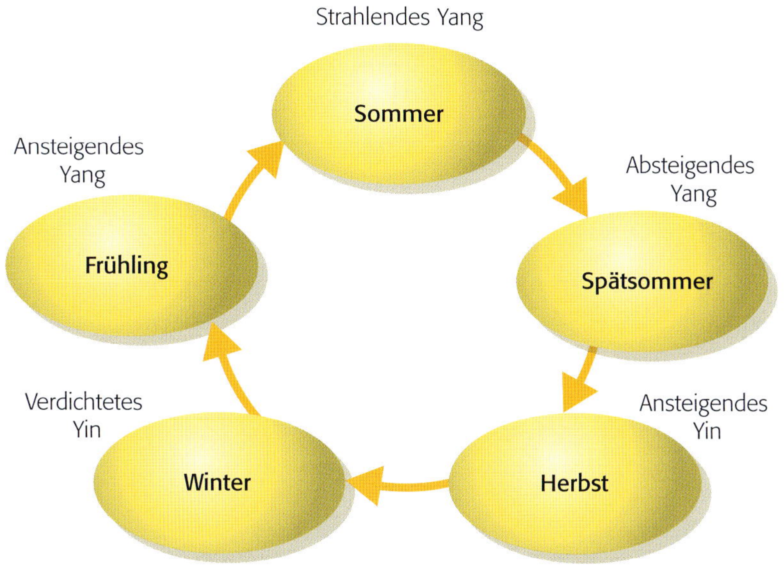

Die fünf Elemente des Balance-Swing™-Programms.

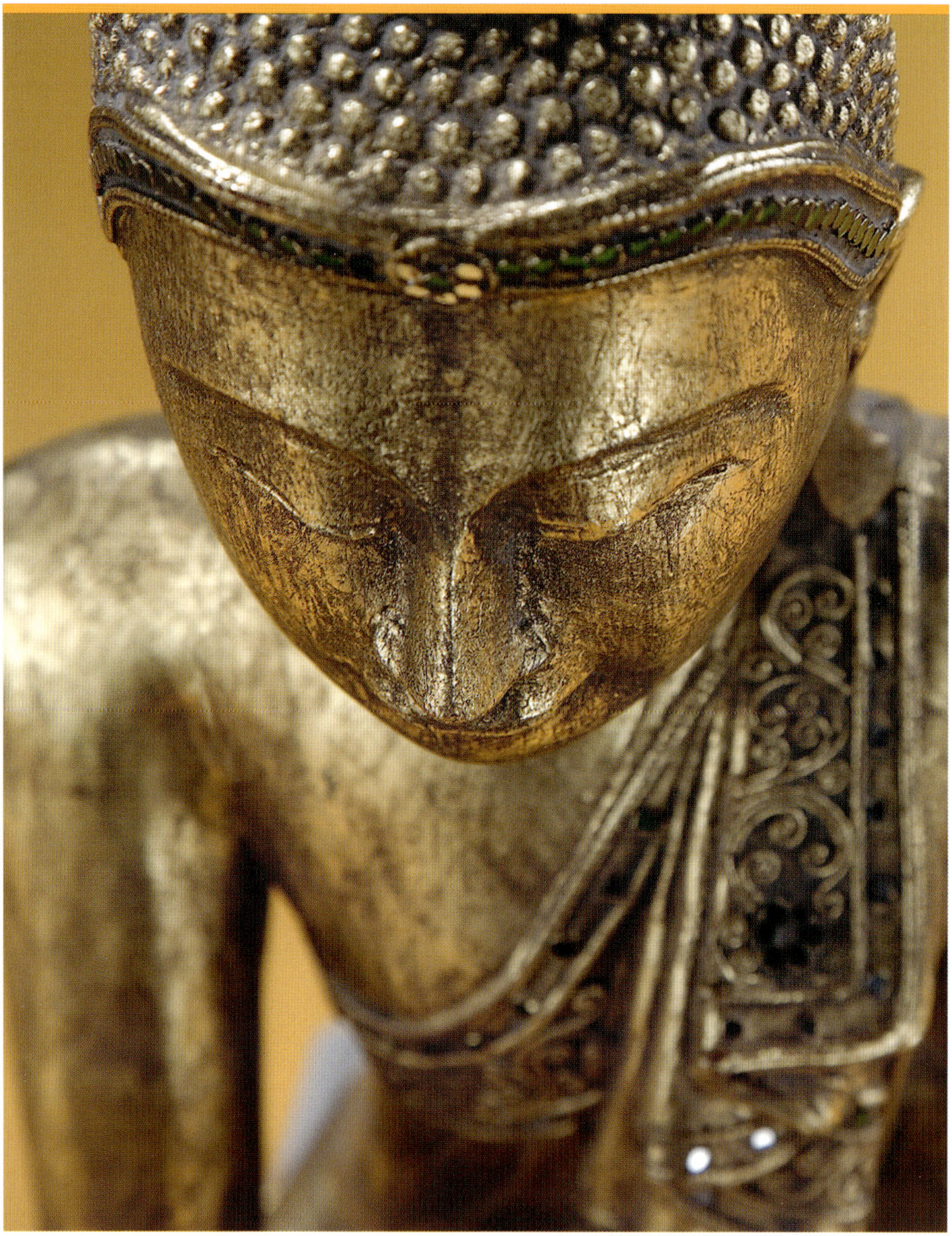

Buddha-Statuen zeigen das perfekte Abbild innerer Balance, die Vereinigung von Kontemplation und Konzentration.

2. Chi – die Lebensenergie

Das Chi ist unsere Lebensenergie – die grundlegende Kraft, die allen Dingen Leben einhaucht. Das Chi fließt durch unsere Körpermeridiane wie das Blut durch unsere Adern und versorgt unsere Organe mit Energie. Es nährt Yin und Yang und ist für die Bewegung in unserem Leben verantwortlich.

Die verschiedenen Chi-Arten

Es gibt verschiedene Arten von Chi in unserem Körper:

- das ursprüngliche Chi, das bei der Empfängnis von den Eltern an die Kinder weitergegeben wird;
- das Nahrungs-Chi, das wir über die Nahrung zu uns nehmen;
- das Luft-Chi, welches wir der eingeatmeten Luft entnehmen.

Die Energie muss fließen können

Das Chi hat viele Aufgaben: Es gibt dem Körper Wärme, sodass alle Prozesse im Körper ablaufen können. Es hilft bei der Umwandlung der Nahrung in für den Körper verwertbare Bestandteile und ist für all unsere Aktivitäten verantwortlich, z. B. Bewegung der Muskeln und Gelenke, Hormonproduktion etc. Fließendes Chi stimuliert Körper, Geist und Seele und ist für unsere Gesundheit maßgeblich. Wird das Chi blockiert, ist die Energie von Körper und Geist gebremst, was weitreichende Auswirkungen bis hin zu Erkrankungen haben kann.
Oft mangelt es dem Körper gar nicht an Chi, es befindet sich nur nicht am richtigen Ort. Wenn wir unter einer Chi-Blockade leiden, so staut sich Chi in einem bestimmten Körper-teil, sodass es für den Rest unseres Körpers nicht mehr zur Verfügung stehen kann. Daher ist es wichtig zu wissen, welche Situationen uns sehr viel Energie rauben und welche uns Energie verschaffen.

Der Bezug zu Yin und Yang

In der TCM wird das Chi als der Yang-Aspekt betrachtet. Seine Yin-Gegenpole sind das Blut (Xue) und andere Körperflüssigkeiten wie Lymphe, Schweiß, Speichel sowie die Schleimhäute. Chi und Blut sind eng miteinander verbunden, das Blut wird durch die Dynamik von Chi bewegt und das Chi kann aus Blut produziert werden. Das Blut nährt die Organe, die Chi hervorbringen. So besteht eine ständige Wechselwirkung zwischen Blut und Chi, Yin und Yang.

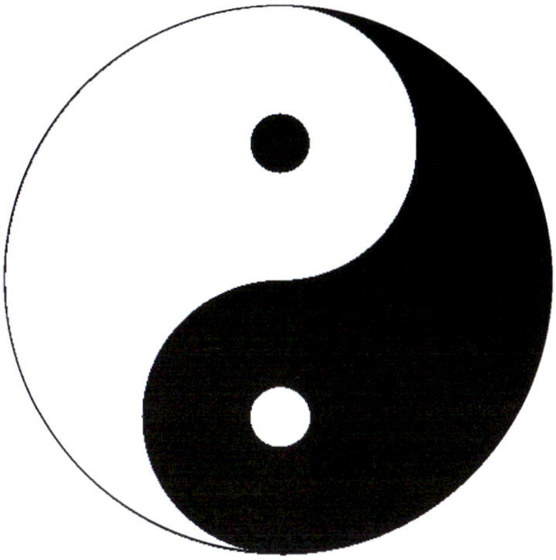

Das bekannte Symbol stellt anschaulich die Wechselwirkung des Gegensatzpaares Yin und Yang dar.

3. Das Meridiansystem

Das Meridiansystem ist das »Adersystem«, in dem das Chi fließt. Es gibt zwölf Hauptmeridiane, die Organe und Gewebe mit Energie versorgen. Diese ziehen sich in Paaren (sechs Yin- und sechs Yang-Meridiane) an jeder Seite unseres Körpers entlang. Die Yin-Meridiane verlaufen an den Innenseiten der Extremitäten und der Vorderseite unseres Körpers. Sie bilden die verletzliche Seite unseres Körpers ab. Die Yang-Meridiane verlaufen an den Außenseiten der Extremitäten und der Rückseite des Körpers. Dies ist die wehrhafte Seite, mit der wir uns gerne schützen wollen.

Eine Störung in einem Meridian kann durch Verletzungen, aber auch durch innere Anspannungen und seelische Belastungen auftreten. Dadurch wird der Energiefluss an manchen Stellen blockiert.

Die »Sprudelnde Quelle«

Einer der wichtigsten Akupressurpunkte ist die »Sprudelnde Quelle« – der Anfangspunkt des Nierenmeridians, der der Ursprung des Chi ist. Die »Sprudelnde Quelle« wird während des Balance-Swing™-Trainings massiert und angeregt.

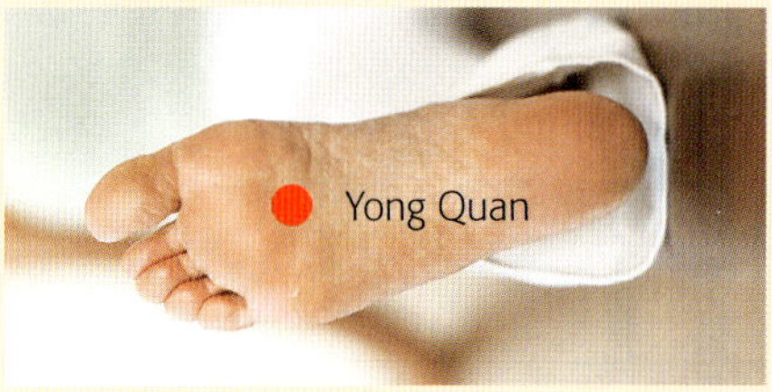

Die Akupunktur-/Akupressurpunkte

Auf den Meridianen befinden sich zahlreiche Akupunktur-/Akupressurpunkte, deren Massage der Aktivierung des Chi dienen. Die Druck- und

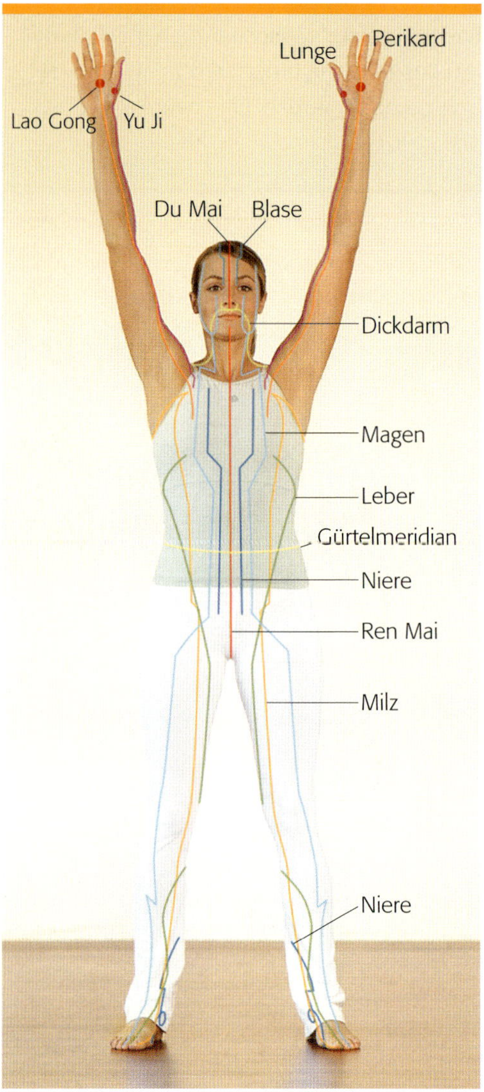

Die Meridiane bilden ein Netz von Leitbahnen im Körper.

Zugimpulse während des Schwingens wirken auf all unsere Zellen wie eine Akupressurmassage. Durch möglichst große Bewegungsradien werden die Meridiane gedehnt, Blockaden (gestautes/verlangsamtes Chi) werden gelöst, die inneren Organe werden harmonisiert und mit Energie versorgt. Verspannungen, Kopfschmerzen und Rückenschmerzen können verhütet bzw. gelindert werden. Eine bewusste Atmung unterstützt die Stimulation der Meridiane.

4. Die fünf Elemente

Die Grundlehre der TCM besagt, dass das Leben aus fünf Elementen besteht und alles in unserem Leben auf diese fünf Elemente zurückgeführt werden kann. Die fünf Elemente spiegeln sich in unserer Natur wider: Holz, Feuer, Erde, Metall und Wasser. Jedes der fünf Elemente ist für sich einzigartig und dennoch sind sie miteinander verbunden und bilden einen Kreislauf.

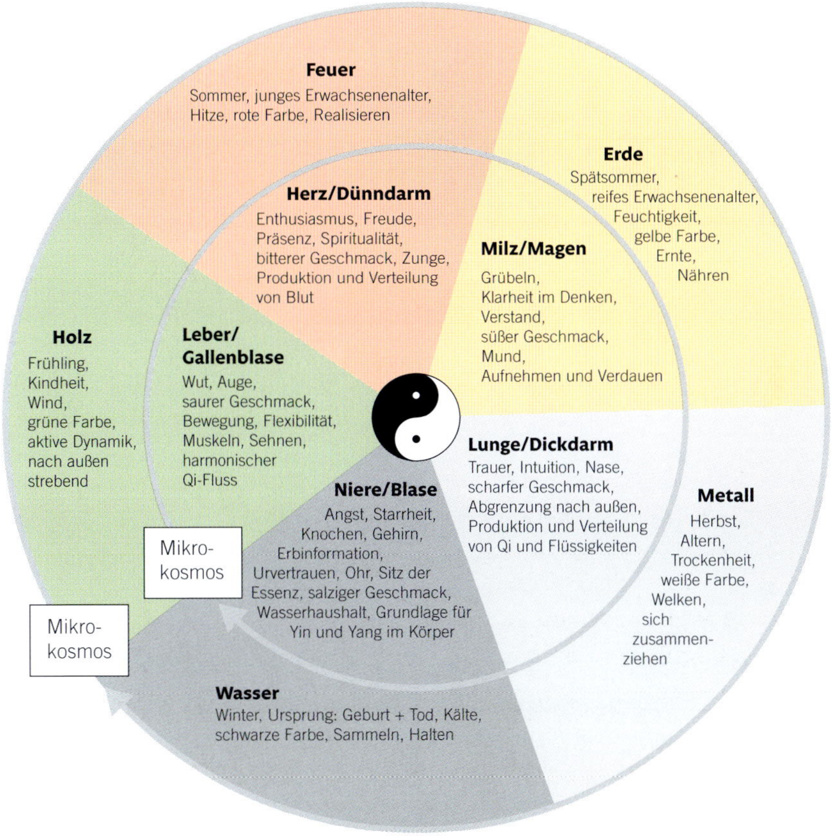

Die Zuordnung der Elemente: Jedem Element sind zwei Körperorgane (jeweils ein Yin- und ein Yang-Organ), Emotionen und psychische Haltungen zugeordnet.

Der Einfluss der TCM auf das Balance-Swing™-Programm

Balance Swing™ orientiert sich an den Grundelementen der TCM. Das Stundenbild enthält fünf Elemente:

1. Ansteigendes Yang – ansteigende Energie: Swing-in, das Einschwingen
2. Strahlendes Yang – Energiehöhepunkt: Cardio Swing, Herz-Kreislauf-Training
3. Absteigendes Yang – Verfestigung: Balance Stability, Gleichgewichtstraining
4. Ansteigendes Yin – abnehmende Energie: Balance Workout, Körperkräftigung
5. Verdichtetes Yin – verlangsamte/stille Energie: Balance Relax, Entspannung

Wie die Übungen Yin und Yang ausgleichen

Balance Swing™ unterstützt das Gleichgewicht von Yin und Yang, denn nur wenn Yin und Yang im Einklang sind, befinden sich Körper, Geist und Seele in Balance. Alle Übungen berücksichtigen dies, indem sie in beiden Gegensätzen ausgeführt werden können. Es werden Bewegungen jeweils nach rechts und nach links, langsam und schnell, klein und groß, nach vorne und nach hinten miteinander kombiniert.

Wie der Fluss des Chi gestärkt wird

Die Reinigung, Energetisierung und Kräftigung der Meridiane ist ein wesentlicher Bestandteil von Balance Swing™. Ziel ist es, Blockaden in den Meridianbahnen durch große sowie auch

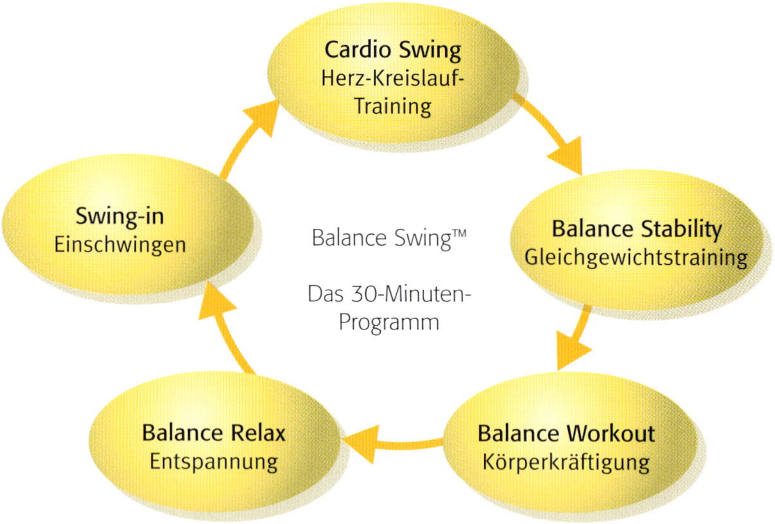

Das gesamte Balance-Swing™-Programm orientiert sich an den fünf Elementen aus der Traditionellen Chinesischen Medizin.

gehaltene Bewegungen zu reduzieren, damit die körpereigene Lebensenergie, das Chi, ungehindert fließen und die Organe mit Energie versorgen kann.

Übungsbeispiel: Big Circle (vgl. Seite 52)

Bei dieser Übung werden folgende Meridiane stimuliert: Herz und Dünndarm, Lunge und Dickdarm (s. auch Seite 26).

Aktivierung der Meridiane

Beim Anheben des gestreckten Armes nach vorne werden Dick- und Dünndarmmeridian angeregt. Führen Sie den Armkreis weiter aus und strecken Sie den Arm über Kopf nach hinten, werden durch die öffnende Bewegung Herz- und Lungenmeridian gedehnt.

Auswirkung

- Das Meridianpaar Herz (Yin) und Dünndarm (Yang) steht für Selbstverwirklichung, Freude und Erfüllung. Der höchste emotionale Ausdruck ist die Liebe. Die physische Funktion ist die Produktion und Verteilung von Blut.

- Das Meridianpaar Lunge (Yin) und Dickdarm (Yang) steht für Instinkt, emotionale Stabilität und Offenheit gegenüber Veränderungen. Auch die Fähigkeit, sich nach außen abzugrenzen, ist diesem Meridianpaar zugeordnet. Als höchster emotionaler Audruck gilt hier in der TCM die Trauer. Die physische Funktion ist Austausch (Lunge) und Ausscheidung (Dickdarm).

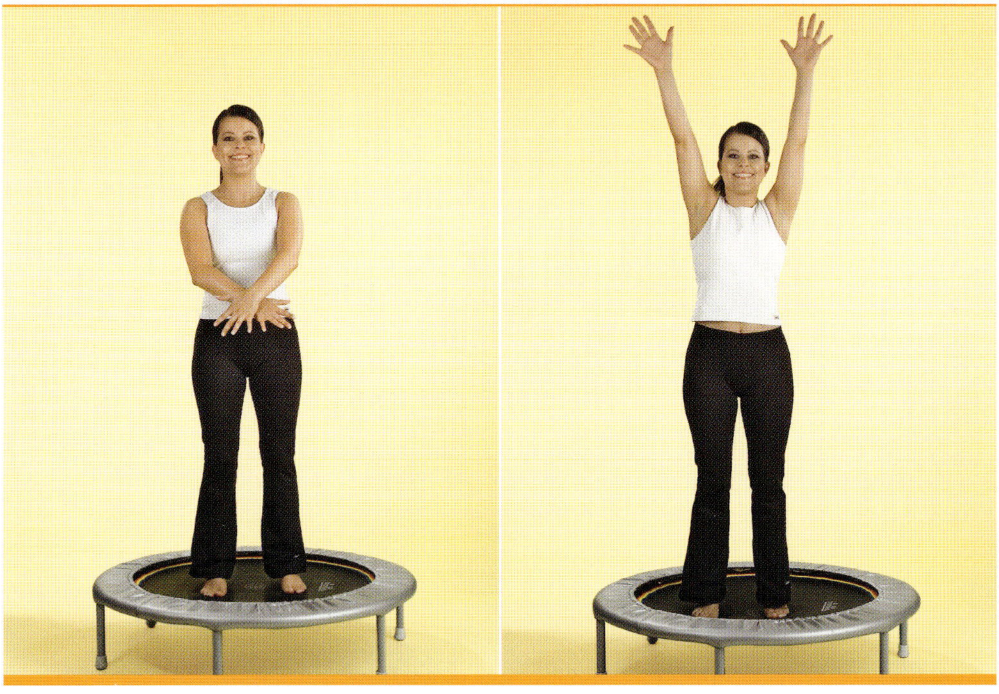

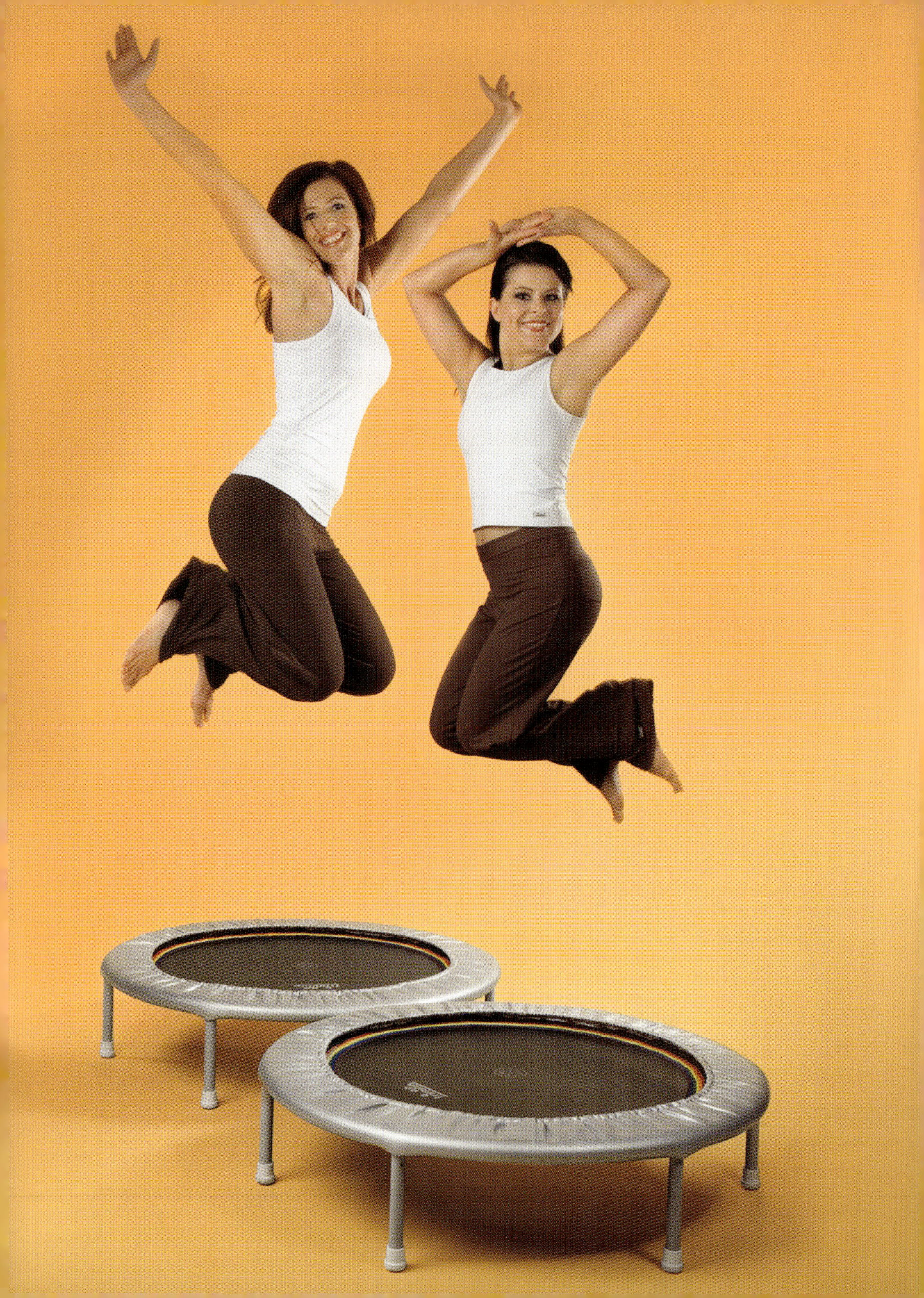

Balance Swing™ – Das 30-Minuten-Trainings-programm

In diesem Praxisteil erleben Sie, wie Balance Swing™ auf Ihren Körper wirkt. Westliche Trainingsformen wie Herz-Kreislauf-, Gleichgewichts- und Muskeltraining werden mit östlichen Trainingsformen wie Meridian- und Mentaltraining kombiniert.

Vor Übungsbeginn: Was Sie beachten sollten

Im Folgenden haben wir Ihnen zu jedem Element eine Auswahl an Übungen zusammengestellt. Wir empfehlen das Trainingsprogramm in allen fünf Elementen auszuüben. So erzielen Sie alle positiven Effekte des ganzheitlichen Trainings für Körper, Geist und Seele.
Und so funktioniert der Ablauf:

- Das erste Element, Swing-in, dient dem Aufwärmen des Körpers. Führen Sie das Einschwingen vier Minuten lang durch.
- Während des zweiten Trainingselements, Cardio Swing, wird das Herz-Kreislauf-System trainiert und die Fettverbrennung angeregt.
- Balance Stability schult den Gleichgewichtssinn und fördert die körpereigene Balance.
- Das vierte Element, Balance Workout, kräftigt und strafft den Körper in nur sieben Minuten.
- Mit vier Minuten Balance Relax entspannen Sie Körper, Geist und Seele.

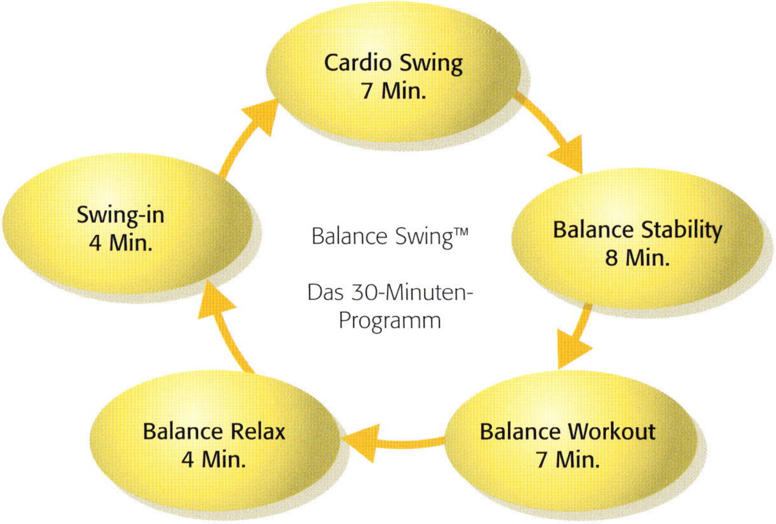

Kurz und effektiv: Alle Fünf Bereiche des Trainings werden miteinander zu einem geschlossenen Kreislauf verbunden.

Doch zuvor noch einige Empfehlungen, wie Sie sich am besten auf das Training vorbereiten und was Sie bei der Übungsausführung beachten sollten: Tragen Sie bequeme Kleidung. Sie können in Socken oder barfuß trainieren. Halten Sie sich etwas zu trinken bereit.
Aus hygienischen Gründen empfiehlt es sich, für sitzende und liegende Übungen auf der Trampolinmatte ein Handtuch unterzulegen. Für den Entspannungsteil Balance Relax am Ende des Trainings können Sie sich ein Kleidungsstück zum Überziehen bereitlegen, damit Sie nicht frösteln.

Die Grundregeln

Vor Beginn sollten Sie sich noch mit ein paar Grundregeln vertraut machen, die Ihnen ein möglichst schonendes Gesundheitstraining bieten. So können Sie lange Spaß an den Übungen und dem Konzept haben:

- Je regelmäßiger Sie Balance Swing™ trainieren, desto effektiver wird die Wirkung sein.
- Lassen Sie Ihrem Körper Zeit, sich an die Übungen zu gewöhnen, wählen Sie in den ersten Trainingswochen die leichtere Variante der Übung und steigern Sie sich langsam.
- Achten Sie auf eine aufrechte Haltung.
- Halten Sie die Gelenke leicht gebeugt.
- Führen Sie die Übungen bewusst aus.
- Atmen Sie während der Übungen ruhig und gleichmäßig weiter.

Die Grundhaltung

- Stellen Sie Ihre Füße hüftbreit auseinander, die Zehenspitzen zeigen leicht nach außen, das Gewicht ist auf die drei Punkte Ferse, Großzehenballen und Kleinzehenballen verteilt.
- Die Knie sind parallel und ganz leicht gebeugt.
- Das Becken ist aufrecht. Stellen Sie sich vor, Ihr Becken sei eine bis zum Rand gefüllte Wasserschale. Halten Sie die Wasserschale gerade, sodass weder vorne noch hinten Wasser übertreten kann.
- Ziehen Sie den Bauchnabel leicht nach innen und oben. So aktivieren Sie den Beckenboden.
- Ihr Brustbein zeigt zur Sonne. Stehen Sie stolz und aufrecht!
- Die Schulterblätter ziehen leicht nach hinten und unten, so als wollten Sie Ihre Schulterblätter in die Hosentaschen stecken.
- Ihr Kopf thront auf der Wirbelsäule.
- Die Arme sind locker und beweglich rechts und links des Körpers, Ihre Handflächen zeigen leicht nach vorne.

Schwingen statt springen

Balance Swing™ wird häufig mit Trampolinspringen verwechselt. Um die positiven Effekte zu erreichen, genügt bereits ein sanftes Auf- und Abschwingen. Mindestens ein Fuß bleibt in Kontakt mit der Trampolinmatte. So trainieren Sie gelenk- und wirbelsäulenschonend.

Swing-in – das Aufwärmen

Haben Sie auch das Gefühl, sich mal wieder frei schütteln zu müssen? Spüren Sie Spannungen in Körper, Geist und Seele? Wollen Sie einfach nur mal abschalten und Spaß haben? Ballast abwerfen und genießen? Hier können Sie sich gleich einschwingen!

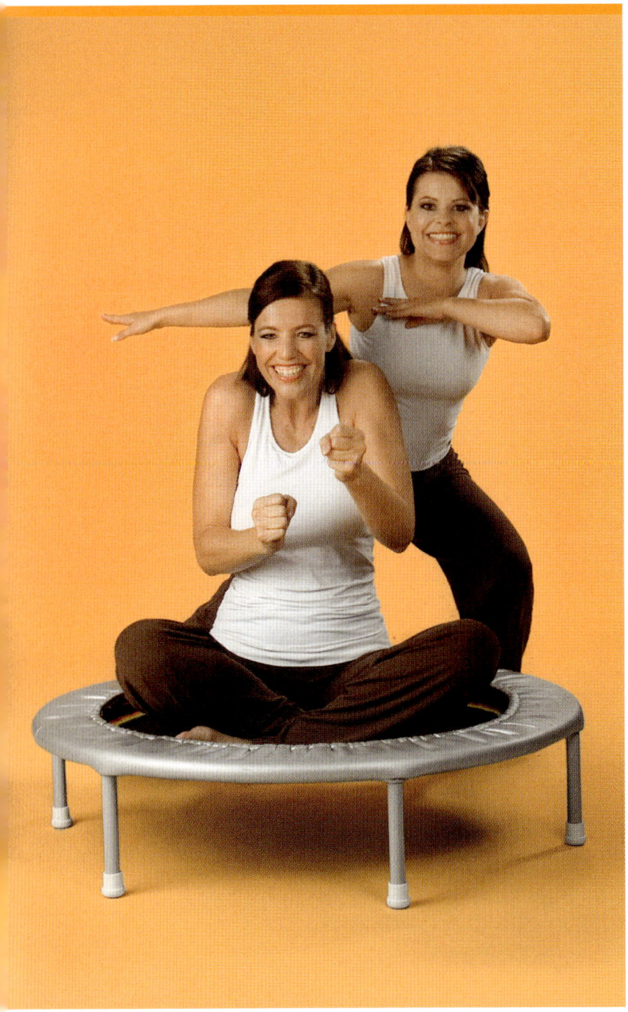

Das sanfte Einschwingen schafft die Vorfreude auf das folgende Trainingsprogramm.

Ein sanfter Einstieg

Swing-in ist das erste Element des Balance-Swing™-Trainingsprogramms. Hier werden Körper, Geist und Seele durch sanfte Schwingungen von den Spannungen des Alltags befreit. Durch leichte Bewegungsabfolgen bekommt der Körper die Möglichkeit, sich an den weichen, elastischen Untergrund zu gewöhnen und die Bewegungsmöglichkeiten auszutesten. Der Körper wird sanft erwärmt und auf das darauffolgende Training vorbereitet. Um Verletzungen vorzubeugen, werden der Kreislauf langsam in Schwung gebracht, die Muskulatur stärker durchblutet und die Gelenke mobilisiert. Swing-in aktiviert die Meridiane, sie steigen an die Körperoberflächen und das Chi – unsere körpereigene Energie – wird angeregt.

UNSER TIPP

Lassen Sie sich und Ihrem Körper Zeit, sich an das Trampolin zu gewöhnen. Testen Sie während Ihres ersten Trainings Bewegung und Schwingung aus.

Übungsausführung und Trainingsdauer

Führen Sie das Swing-in etwa 4 Minuten lang durch. Wir empfehlen die Übungen in der angegebenen Reihenfolge auszuführen. So haben Sie den optimalen Einstieg in das Trainingsprogramm und geben Körper, Geist und Seele die Möglichkeit, sich an das Trampolin zu gewöhnen. Auch Ihr Gleichgewichtssinn wird es Ihnen danken.

Richtig aufsteigen

- Steigen Sie zuerst mit einem Bein auf die Matte Ihres Trampolins (Bild links).
- Nehmen Sie dann das zweite Bein hinzu, als ob Sie eine Treppenstufe erklimmen (Bild rechts).
- Stellen Sie sich mit beiden Beinen in die Trampolinmitte.
- Sie stehen nun ganz sicher auf Ihrem Trampolin.
- Beginnen Sie die Bewegungsmöglichkeiten auszutesten, indem Sie einfach einmal Ihr Gewicht vorsichtig von rechts nach links verlagern. Danach verlagern Sie es von vorn nach hinten, also zunächst auf die Zehenspitzen und dann auf die Fersen. Das ist gar nicht so einfach!

Für Ihre Sicherheit

Bevor Sie mit dem Training beginnen, vergewissern Sie sich, dass Ihr Trampolin auf einem ebenen Untergrund steht und einen stabilen Stand hat.

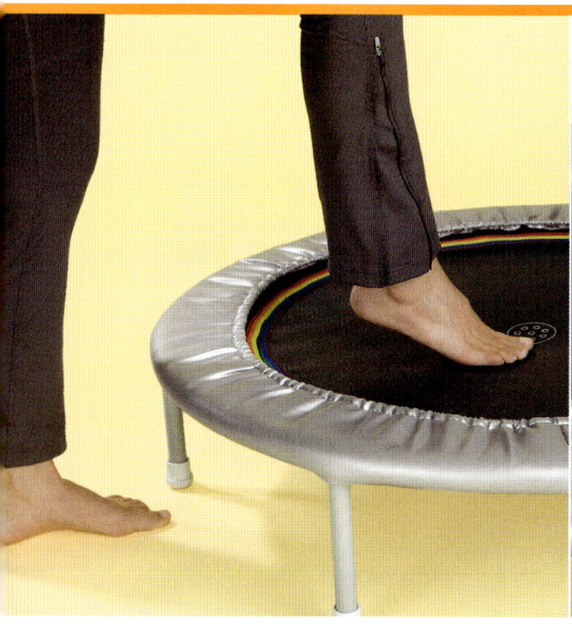

Sicher aufsteigen und …

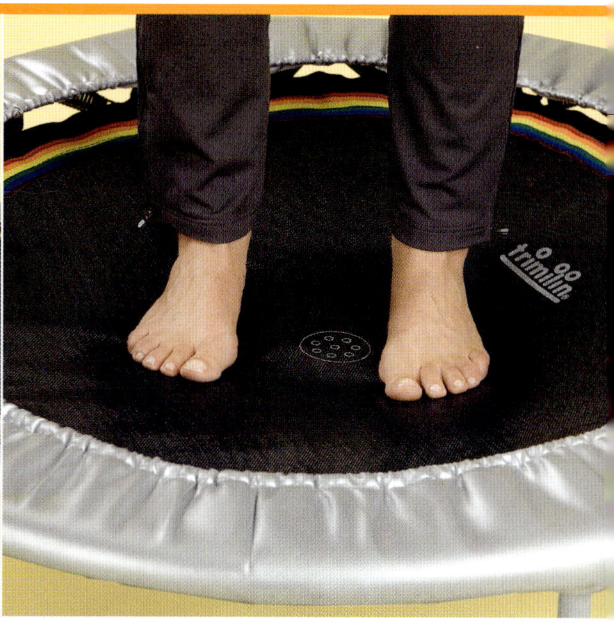

… sicher stehen.

Übung 1: Die Wirbelsäule aufrichten – Grundhaltung

1 Sie stehen in der Mitte des Trampolins. Stellen Sie Ihre Füße hüftbreit nebeneinander auf, etwa im Abstand einer Fußbreite. Die Zehenspitzen zeigen leicht nach außen, die Kniegelenke bleiben locker.

Bringen Sie das Becken in eine neutrale Position, indem Sie es zuerst nach vorne und dann nach hinten kippen und die Mitte dieser Stellungen als Position wählen.

2 Richten Sie Ihren Oberkörper auf und spannen Sie die Bauchmuskulatur an. Ziehen Sie die Schulterblätter leicht nach hinten und unten. Halten Sie den Kopf aufrecht, als würden Sie eine Krone tragen. Ihr Kopf ist in Verlängerung der Wirbelsäule.

3 Ziehen Sie nun Ihre Wirbelsäule lang. Wenn Sie jetzt ganz aufrecht und »stolz« stehen, haben Sie die optimale Haltung für Ihr Training erreicht. Atmen Sie einige Male tief durch und spüren Sie die Spannung in Ihrem Körper.

UNSER TIPP

Beginnen Sie jedes Training damit, Ihre Wirbelsäule aufzurichten. So sind Wirbelkörper und Bandscheiben geschützt und Sie erreichen optimale Trainingseffekte. Machen Sie sich während des gesamten Trainings immer wieder Ihre Haltung bewusst und richten Sie Ihre Wirbelsäule vor jeder Übung auf.

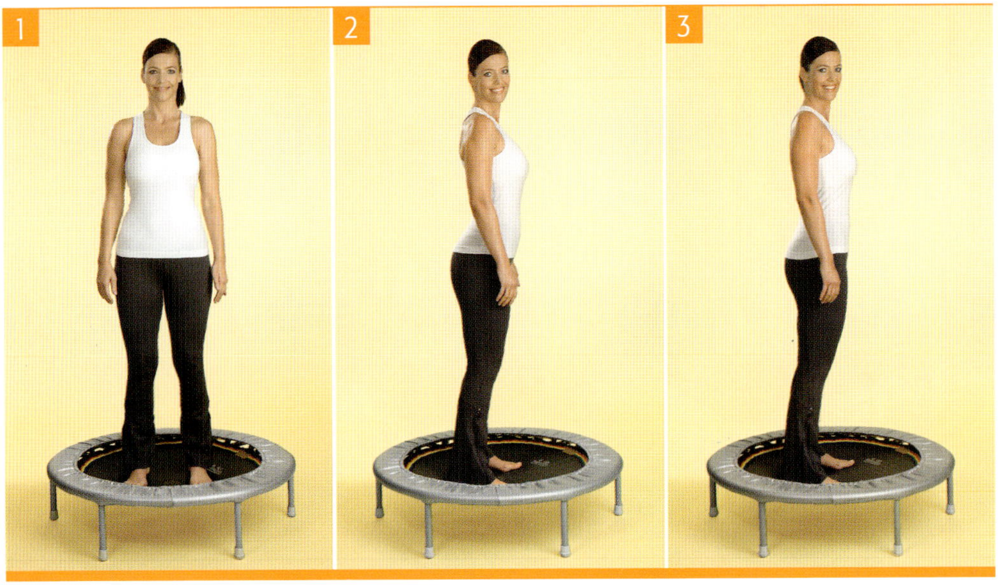

Übung 2: Schwingen mit beiden Beinen

1 Sie stehen nun in Grundhaltung in der Mitte des Trampolins. Das erste Mal fühlen Sie sich vielleicht noch etwas wackelig und unsicher, da der Körper es nicht gewohnt ist, auf einem weichen Untergrund zu stehen. Deshalb lassen Sie sich und Ihrem Körper Zeit, sich an das Trampolin zu gewöhnen, und beginnen Sie zunächst nur sanft auf und ab zu schwingen.

2 Lösen Sie beim Aufschwingen lediglich die Fersen – die Zehen und die Fußballen bleiben auf der Trampolinmatte. So arbeiten Sie gelenk- und wirbelsäulenschonend.

3 Lassen Sie Ihre Kniegelenke locker. Ihre Haltung ist aufrecht und die Arme schwingen locker mit.

Wenn Sie im Schwingen sicher geworden sind, gehen Sie zur nächsten Übung.

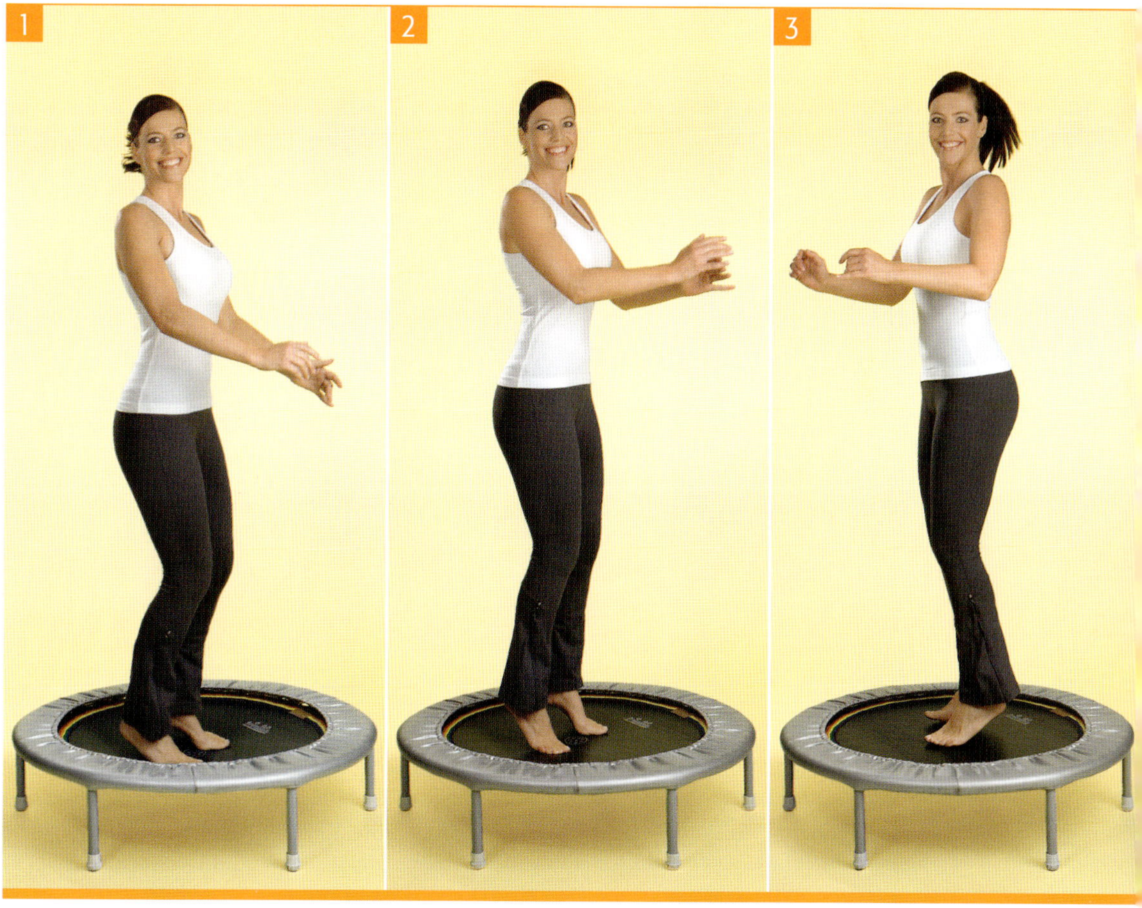

Übung 3: Schulterheben

1 Während Sie weiter beidbeinig schwingen, heben Sie beide Schultern nach oben und senken diese dann wieder bewusst nach unten. Schieben Sie dabei Ihre Schulterblätter Richtung Boden, als wollten Sie diese in die Hosentasche stecken. Ihr Oberkörper bleibt aufrecht, die Arme sind neben dem Körper.

2 Versuchen Sie mit dem Schwingen in einen Takt zu kommen, z. B. 4-mal Auf- und Abschwingen, während Sie einmal die Schultern heben und senken.

3 Führen Sie diese Übung dann mit der rechten und der linken Schulter einzeln aus.

Wiederholen Sie jede Übungsvariante 5- bis 8-mal.
Spüren Sie, wie Ihr Schultergürtel warm und locker wird.

Übung 4: Schulterkreisen

1 Schwingen Sie weiter in Grundhaltung in der Trampolinmitte. Kreisen Sie mit beiden Schultern nach hinten. Ihr Oberkörper bleibt dabei aufrecht, die Arme sind neben dem Körper.

2 Versuchen Sie mit dem Schwingen in einen Takt zu kommen, z. B. 4-mal Auf- und Abschwingen, während Sie die Schultern einmal kreisen lassen.

3+4 Kreisen Sie dann abwechselnd mit der rechten und der linken Schulter und versuchen Sie den Takt zu halten.

Wiederholen Sie das Schulterkreisen je 5- bis 8-mal.

Genießen Sie die Entspannung im Schulter- und Nackenbereich. Spüren Sie wie der Bereich immer lockerer wird?

UNSER TIPP

Sparen Sie nicht an der falschen Stelle. Die Qualität des Trainingsgerätes ist oft entscheidend für die Umsetzung von Theorie in Praxis. Wir haben den Praxistest für Sie bereits gemacht: Angefangen auf günstigen Trampolinen, wie man Sie z. B. bei Discountern findet, haben wir bereits nach kurzer Zeit gemerkt, dass Qualität und Spaß auf diesen Trampolinen begrenzt sind. Die Federn brachen, die Nähte rissen und wir waren gezwungen, uns auf die Suche nach qualitativ hochwertigeren Trampolinen zu machen. Die Qualitätstrampoline der Firma Trimilin z. B. haben alle Anforderungen erfüllt, ja sogar unsere Erwartungen übertroffen. Für das Balance-Swing™-Trainingsprogramm empfehlen wir Trimilin Med. Bezugsquelle: www.balance-swing.de

Übung 3

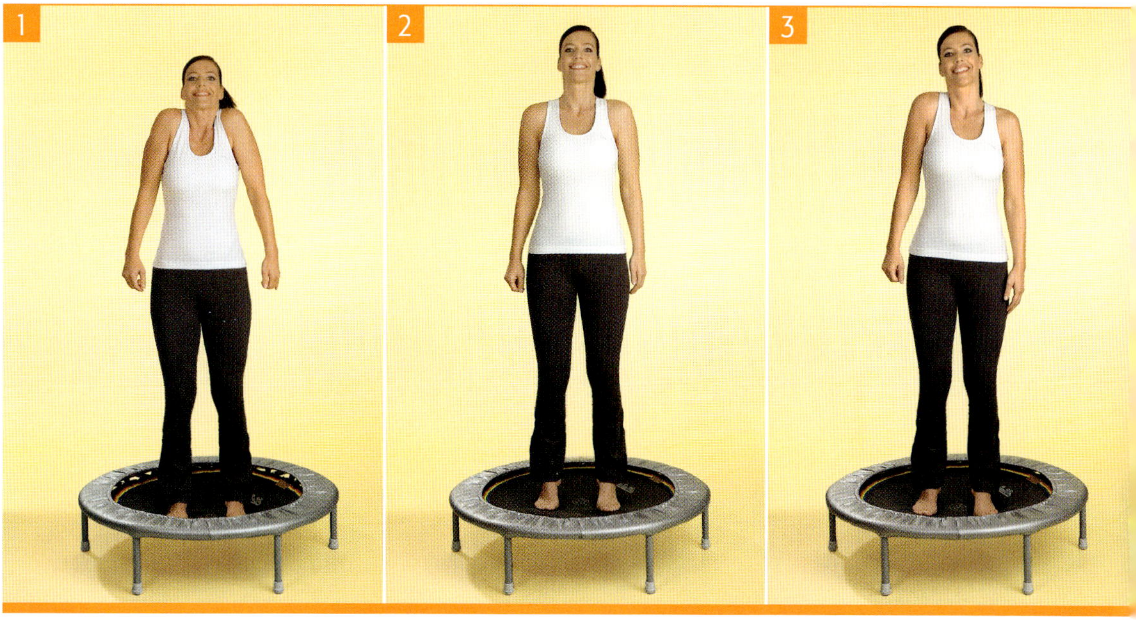

Übung 4

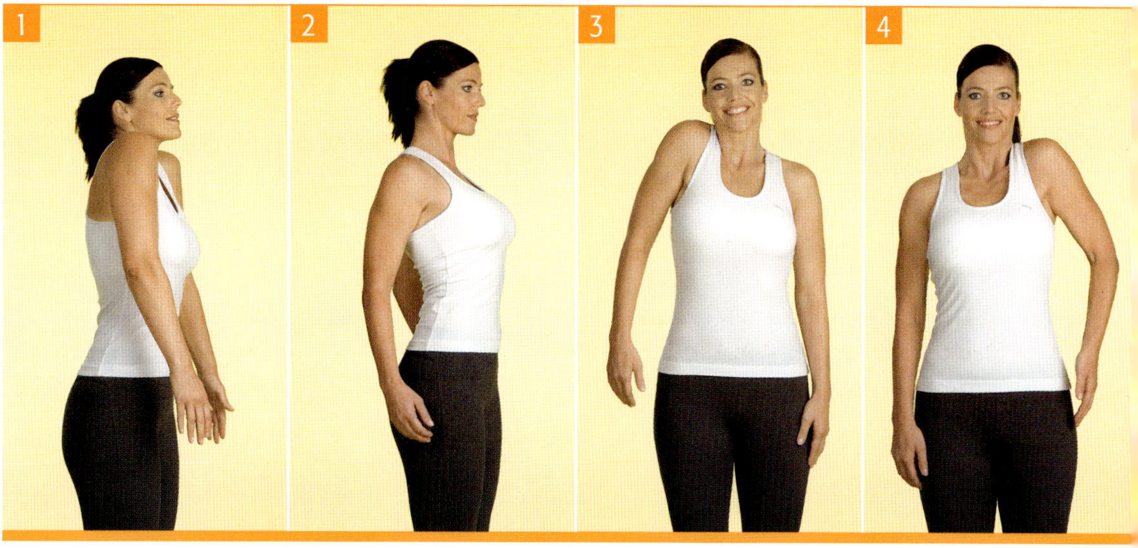

Übung 5: Armkreisen

1 Sie schwingen auf beiden Beinen in der Trampolinmitte. Ihre Haltung ist aufrecht. Winkeln Sie Ihre Unterarme an, die Handflächen zeigen nach unten und die Finger sind gespreizt.

2 Beginnen Sie die angewinkelten Arme vor dem Körper nach außen kreisen zu lassen, Ihre Handflächen zeigen dabei nach vorne. Schieben Sie Ihre Schulterblätter bewusst nach hinten und unten und halten Sie die Körperspannung.

Wiederholen Sie die Bewegung 5- bis 8-mal. Ihr Schultergelenk wird sanft erwärmt und auf das Training vorbereitet.

UNSER TIPP

Sie können natürlich auch das Armkreisen, wie bei Übung 3 »Schulterheben« und Übung 4 »Schulterkreisen« zuerst ein paar Mal mit dem einen und dann ein paar Mal mit dem anderen Arm durchführen.

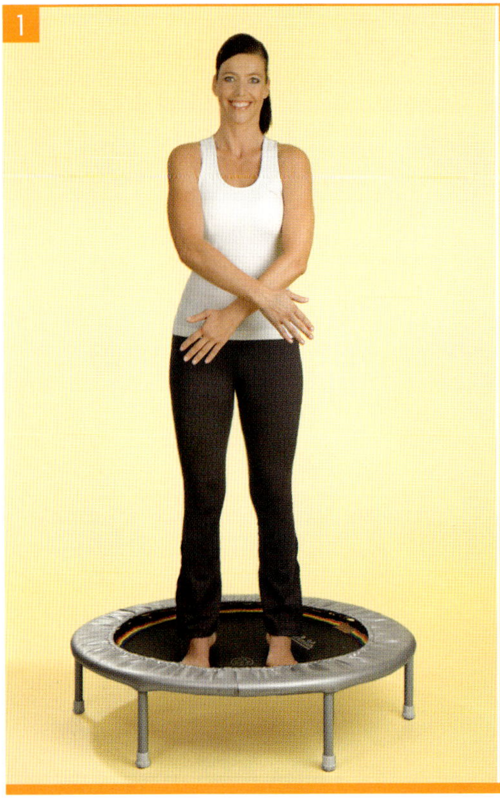

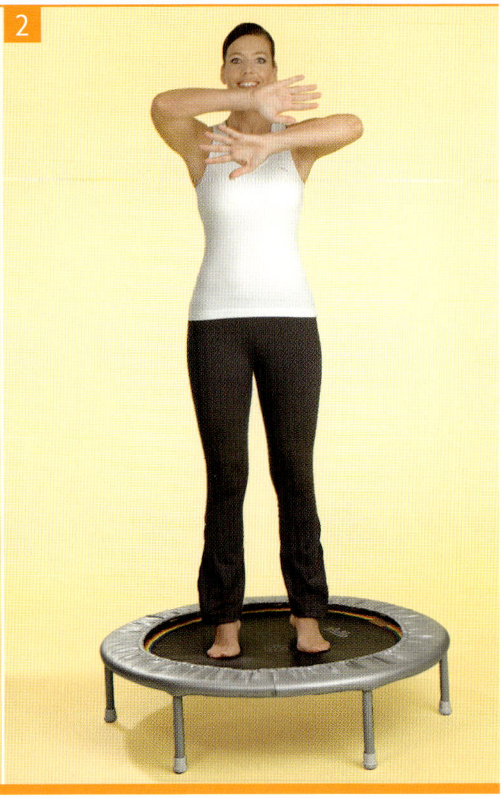

Übung 6: Das Gewicht seitlich verlagern

Testen Sie nun Ihre Bewegungsmöglichkeiten auf dem Minitrampolin.

1 Stellen Sie Ihre Beine etwas weiter auseinander und verlagern Sie sanft schwingend das Gewicht auf das rechte Bein. Das Kniegelenk des Standbeins ist locker. Der Fuß des Spielbeines berührt die Trampolinmatte nur leicht. Spüren Sie Ihr ganzes Gewicht auf dem Standbein. Balancieren Sie den Einbeinstand gut aus.

2 Schwingen Sie einige Male auf dieser Seite, bevor Sie das Gewicht dann auf die linke Seite verlagern. Die Arme schwingen locker mit.

Führen Sie diese Übung 20–30 Sekunden lang durch und verlagern Sie dabei Ihr Gewicht immer wieder von der einen zur anderen Seite. Mit dieser Übung entwickeln Sie ein Gefühl für Ihre Balance.

Variante:
Sie können den freien Fuß auch auf dem Trampolinrand abstellen.

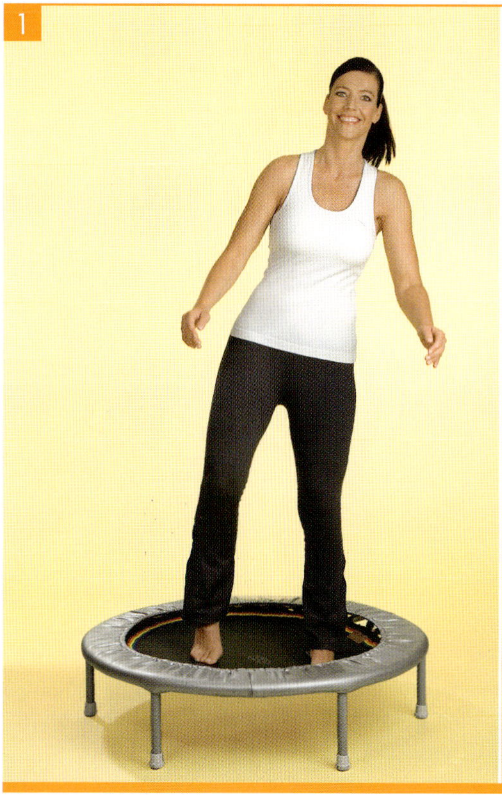

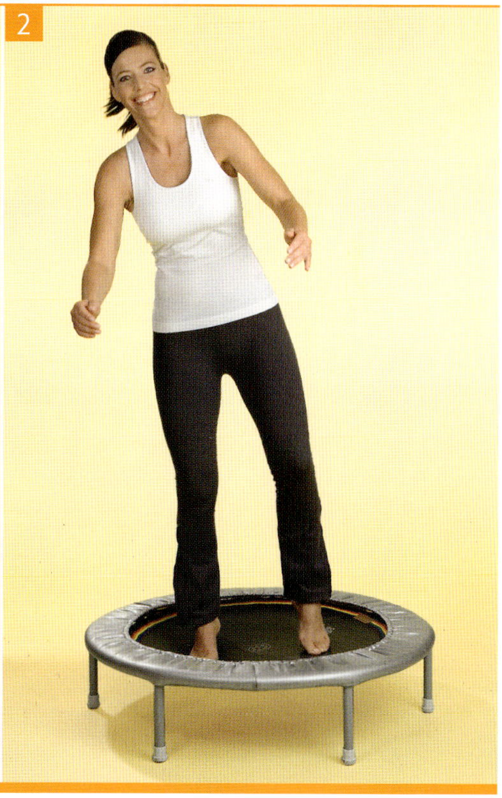

Übung 7: Das Gewicht nach vorn und nach hinten verlagern

1 Für diese Übung begeben Sie sich in Schrittstellung. Der Fußabstand sollte Ihrer natürlichen Schrittweite entsprechen, beide Füße befinden sich auf der Trampolinmatte. Beginnen Sie sanft zu schwingen. Ihre Haltung ist aufrecht, die Arme schwingen ganz locker mit.

2 Verlagern Sie Ihr Körpergewicht zuerst auf das vordere Bein und schwingen Sie in dieser Position ein paar Mal auf und ab. Wechseln Sie dann auf das hintere Bein und schwingen Sie auch hier ein paar Mal, bevor Sie wieder auf das vordere Bein wechseln.

3 Wenn Sie das Gewicht nach vorn verlagern, beugen Sie auch den Oberkörper leicht nach vorn und schütteln locker Ihre Arme aus.

Stellen Sie sich vor, wie Sie den ganzen Ballast aus Ihrem Alltag einfach abschütteln. Sobald Sie Ihr Gewicht nach hinten verlagern, schieben Sie Ihre Schultern tief und öffnen Sie die Brust.

Wiederholen Sie die Übung 5- bis 8-mal und wechseln Sie dann die Seite. Achten Sie wieder auf den richtigen Fußabstand.

Schulter- und Nackenmuskulatur werden gelockert und Ihre Balance verbessert sich ganz deutlich.

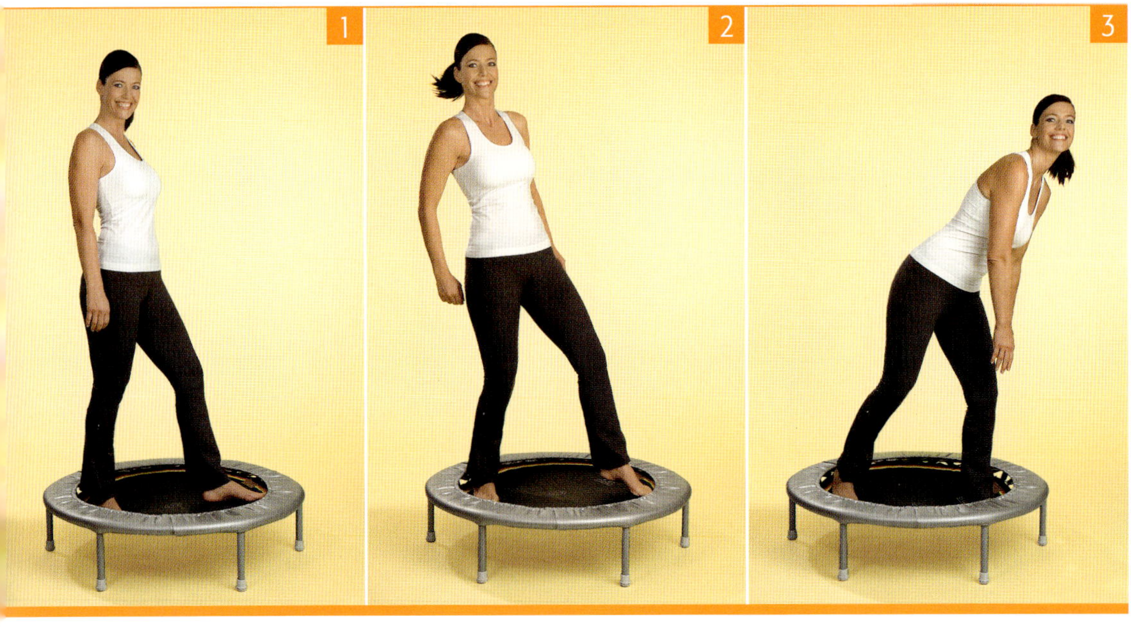

Übung 8: Walking

1 Sie stehen wieder in Grundhaltung und schwingen in der Mitte des Trampolins. Heben Sie die rechte Ferse von der Trampolinmatte und senken Sie diese wieder ab. Wechseln Sie dann die Seite und heben und senken Sie die linke Ferse.

2 Lösen Sie nun mit jedem Aufschwingen abwechselnd die Fersen von der Trampolinmatte, sodass Sie in einen Geh-Schritt kommen. Die Geschwindigkeit kann ganz nach Belieben geändert werden.

3 Nehmen Sie den jeweils gegenüberliegenden Arm locker mit nach vorne. Der Oberarm bleibt nah am Körper, sodass Sie den Unterarm leicht nach vorne beugen.

Für Ihre Sicherheit

Achten Sie darauf, ein zu starkes Abknicken des Vorfußes zu vermeiden.

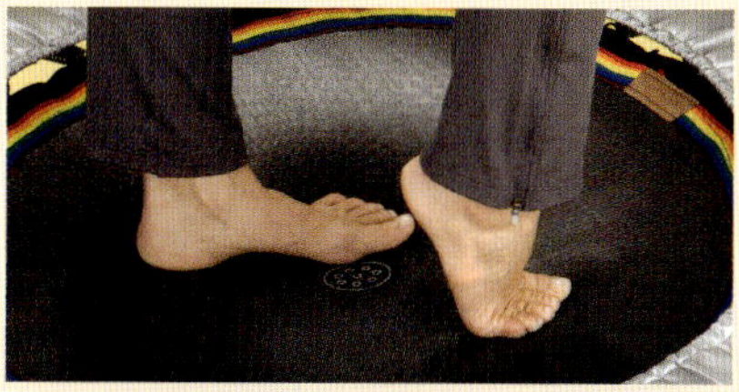
falsch

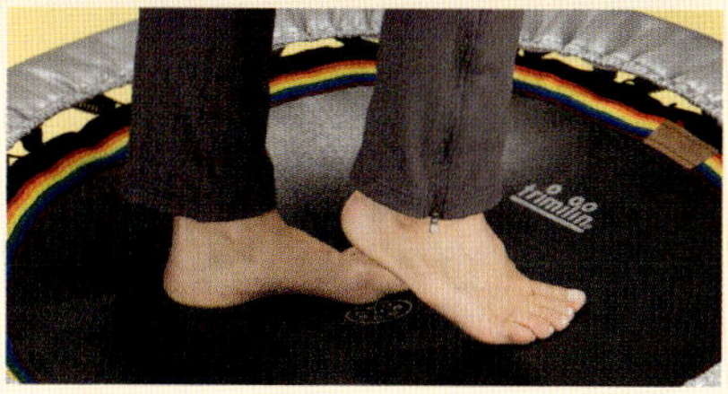
richtig

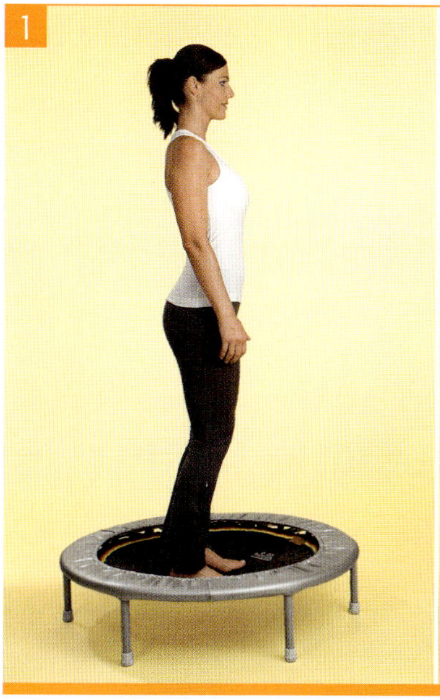
1

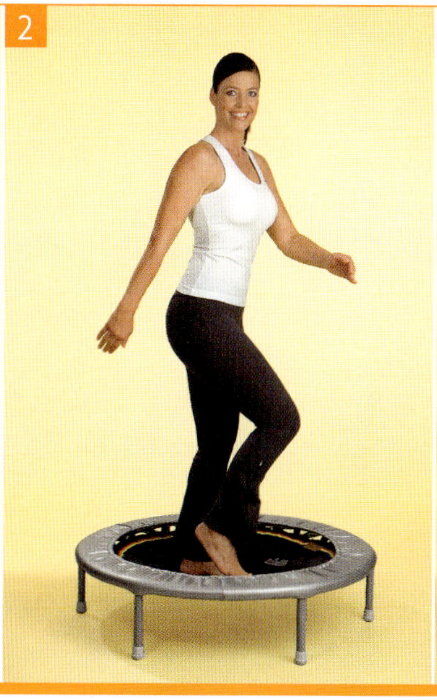
2

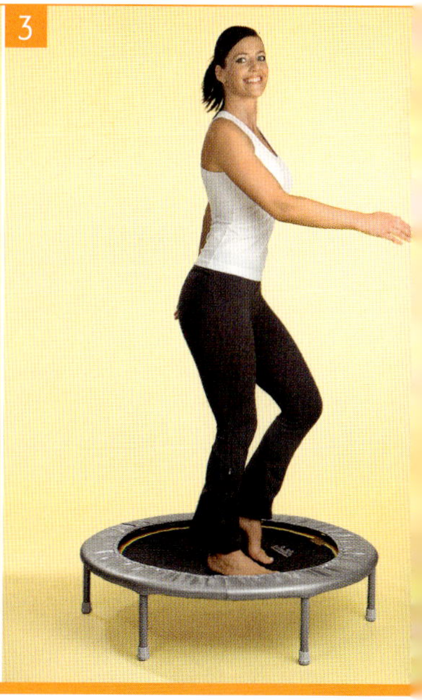
3

Cardio Swing – Herz-Kreislauf-Training und Fettverbrennung

Sind Sie auch immer aus der Puste, wenn Sie einen Spurt zum Bus hinlegen? Zeigt Ihre Waage auch zu hohe Zahlen an? Haben Sie Lust, Ihren Körper mal wieder richtig zu bewegen? Richtig zu powern und schnell eine Menge Kilokalorien zu verbrennen?

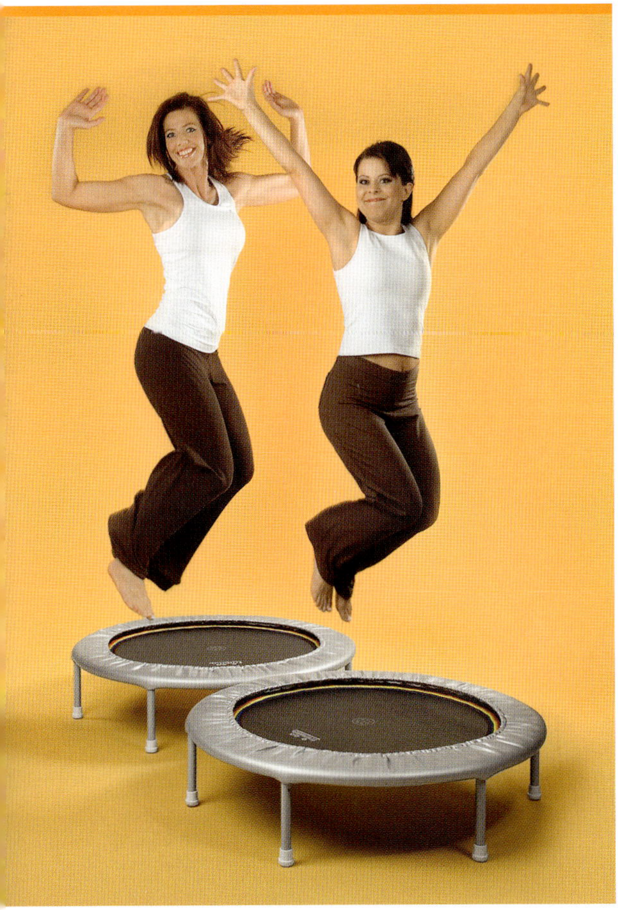

Mit Balance Swing™ macht Kalorien verbrennen Spaß.

Mit dynamischem Schwung

Cardio Swing ist das zweite Element des Balance-Swing™-Trainingsprogramms. Sie haben sich nun aufgewärmt und können jetzt damit beginnen, Ihre Ausdauer zu trainieren. Beim Cardio Swing wird die Fettverbrennung sehr viel schneller als bei anderen Trainingsformen angeregt. Sie müssen sich also nicht stundenlang quälen. Denken Sie an die in der Einleitung zitierte NASA-Studie: Eine Trainingseinheit auf dem Trampolin ist drei Mal effektiver als Joggen. Jetzt bringen Sie all Ihre Zellen in Schwung und erhöhen die Durchblutung in Ihrem Körper. Ein Effekt der sich schnell bemerkbar macht. Der Lymphfluss wird aktiviert und Giftstoffe werden abtransportiert. Sie erzielen einen optimalen Anti-Aging-Effekt und das in relativ kurzer Zeit. Durch große kraftvolle Bewegungen und dynamisches Schwingen werden die Meridiane stimuliert und gedehnt. Dadurch beschleunigt sich der Chi-Fluss in den Meridianbahnen und Ihre Organe werden mit frischer Energie versorgt, Energie, die Ihrem Körper später zur Verfügung steht.

Übungsausführung und Trainingsdauer

Für das Element Cardio Swing empfehlen wir 7 Minuten Trainingszeit. Trainieren Sie zuerst

die Übungen einzeln. Suchen Sie sich dazu zwei bis drei Übungen aus und starten Sie mit jeweils 2–3 Minuten Übungsdauer.
Beginnen Sie jede Übung zuerst nur mit den Beinen zu trainieren, stützen Sie Ihre Hände dabei in der Taille ab. Wenn Sie in der Übungsausführung sicher sind und das Gleichgewicht gut halten können, nehmen Sie die Arme dazu.

Erstellen Sie Ihr eigenes Programm

So stellen Sie sich Ihr eigenes Cardio-Swing-Programm zusammen:

- Kennen Sie alle Übungen und sind in deren Ausführung sicher, können Sie diese nach Belieben aneinanderhängen.
- Wir empfehlen zwischen den Übungen den Pausenschritt – den sogenannten Tap-Step – einzusetzen.
- Die Dauer der einzelnen Übung hängt von Ihrer persönlichen Kondition und Ihrem Wohlbefinden ab.
- Möchten Sie eine noch höhere Intensität erreichen, so lassen Sie den Tap-Step zwischen den Übungen weg.

Kurzes Cool-down

Um Ihren Puls wieder etwas zu verlangsamen, schwingen Sie noch ca. 1 Minute locker aus, bevor Sie die Cardio-Swing-Einheit beenden. Am besten verwenden Sie dafür das beidbeinige Schwingen, das Walking oder den Tap-Step.

UNSER TIPP

Solange Sie während des Trainings einen Witz erzählen können, sind Sie im richtigen Pulsbereich.

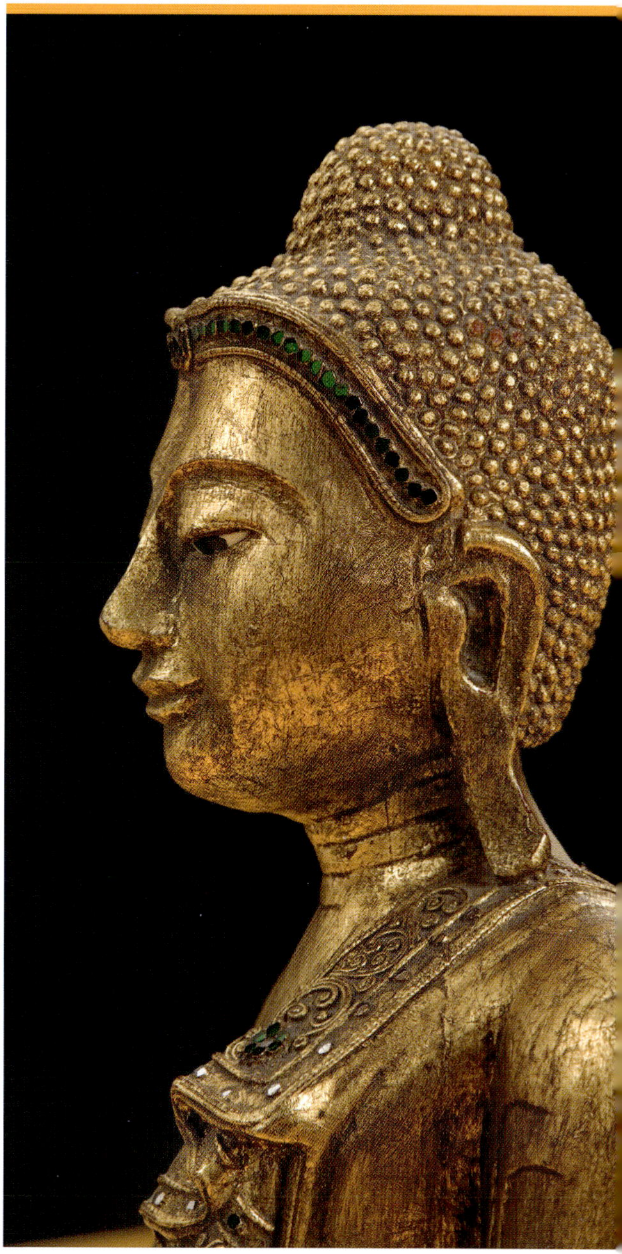

Ein Strom, der fließt, ist mächtiger als ein stehendes Gewässer.
chinesisches Sprichwort

Übung 1: »Tap-Step« – der Pausenschritt

Grundübung Beine

1 Schwingen Sie beidbeinig in Grundhaltung in der Mitte des Trampolins und stützen Sie Ihre Hände in der Taille ab.

2 Lösen Sie dann nacheinander die Fersen von der Trampolinmatte, sodass Sie in das Walking (siehe Seite 43) gelangen.

3 Schwingen Sie etwas kräftiger und heben Sie dabei die Knie leicht nach vorn an. Tippen Sie mit der Zehenspitze des freien Beines weiter vorne auf der Trampolinmatte auf.

Die Arme einbeziehen

4 Unterstützen Sie die Bewegung mit dem Schwung der Arme und heben Sie den jeweils gegengleichen Arm bis auf Schulterhöhe gestreckt nach vorne an. Hand und Arm bilden dabei eine Linie. Der Daumen zeigt jeweils zur Decke.

UNSER TIPP

- Der Tap-Step ist der Pausenschritt.
- Am besten beginnen und enden Sie die Cardio-Swing-Einheit mit dem Tap-Step.
- Nehmen Sie den Tap-Step zwischen die Übungseinheiten, von hier aus können Sie einfach und dynamisch in die nächste Übung wechseln.
- Oder wählen Sie den Tap-Step mal als einen Ihrer Hauptschritte im Trainingsprogramm.

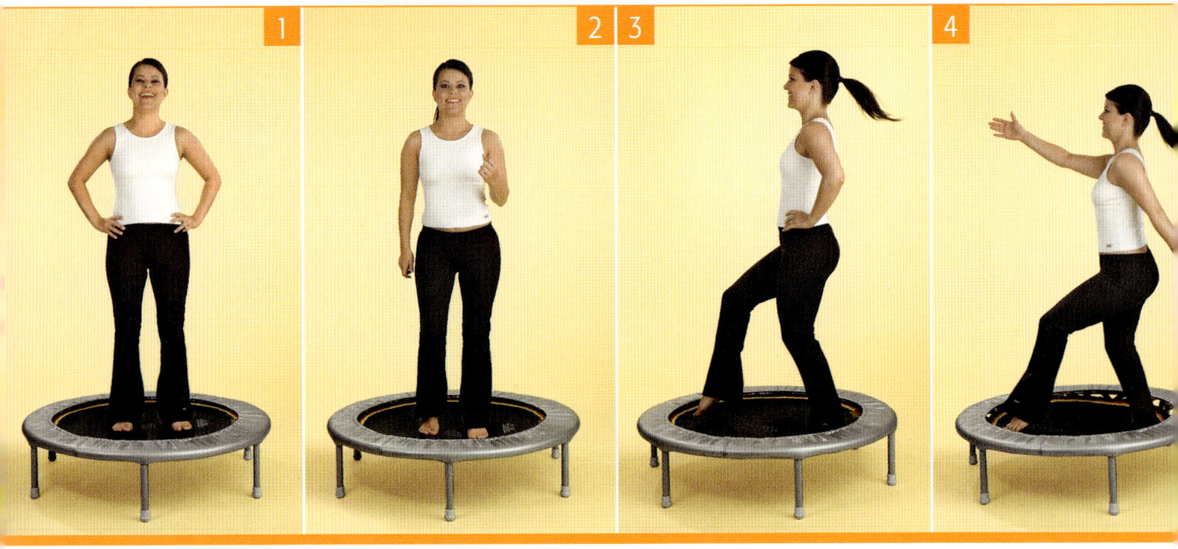

Übung 2: »Jogging« – dynamisches Laufen

Grundübung Beine

1 Schwingen Sie im Tap-Step, Ihre Haltung ist aufrecht und Ihre Hände sind in der Taille abgestützt. Wechseln Sie in eine dynamische Joggingbewegung und heben Sie die Unterschenkel nach hinten. Spannen Sie noch einmal bewusst Ihre Bauchmuskulatur an. Verlagern Sie dann Ihr Gewicht leicht nach vorne und ziehen Sie die Ferse des freien Fußes möglichst kraftvoll Richtung Po.

Die Arme einbeziehen

2 Unterstützen Sie die Bewegung, indem Sie den jeweils gegengleichen Unterarm mit Kraft in Richtung Schulter beugen, der Oberarm bleibt dabei nahe am Oberkörper. Ballen Sie Ihre Hände zu einer lockeren Faust.

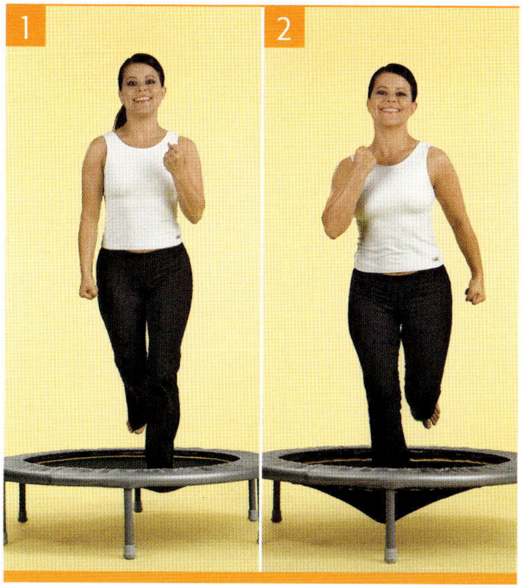

Übung 3: »Riverdance« – Fersen aufsetzen

Der Effekt: Diese Übung stärkt die Ausdauer und trainiert besonders die Schienbein- und Bauchmuskulatur. Sie wirkt auf den Blasenmeridian, der reinigt und entgiftet.

Grundübung Beine

1 Schwingen Sie im Tap-Step, Ihre Haltung ist aufrecht, die Hände in der Taille abgestützt. Setzen Sie dann Ihre Fersen abwechselnd vor sich auf. Ziehen Sie die Zehenspitzen zum Körper, die Kniegelenke sind locker.

Den Oberkörper einbeziehen

2 Spannen Sie bewusst den Bauch an und lehnen Sie den Oberkörper nach hinten. So trainieren Sie Ihre Bauchmuskulatur.

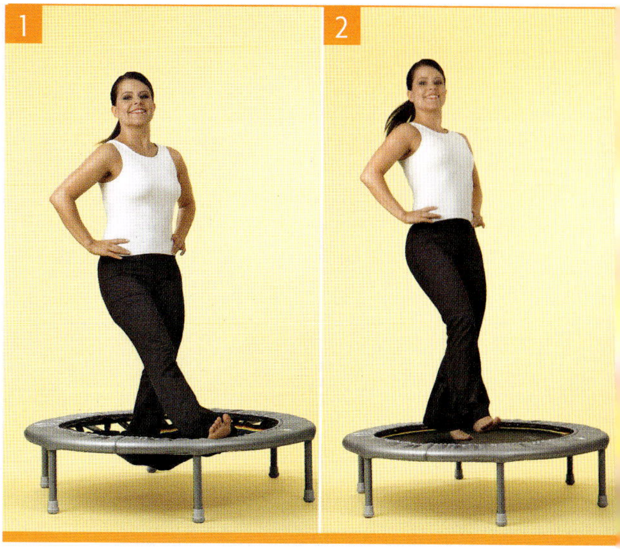

Übung 4: »Lipizzanerpferdchen« – die Knie heben

Der Effekt: Diese Übung stärkt die Ausdauer und trainiert besonders die Oberschenkelvorderseiten und Schultern. Sie wirkt auf den Blasenmeridian und verstärkt die Reinigung und Entgiftung des Körpers.

Grundübung Beine

1 Schwingen Sie im Tap-Step, Ihre Haltung ist aufrecht und Ihre Hände sind in der Taille abgestützt. Heben Sie nun abwechselnd die Knie bis Hüfthöhe, sodass Hüft- und Kniegelenk einen Winkel von je 90 Grad einnehmen. Das Fußgelenk des angehobenen Beins sowie das Kniegelenk des Standbeins bleiben dabei locker.

Die Arme einbeziehen

2 Während Sie weiter abwechselnd die Knie hüfthoch heben, strecken Sie die Arme auf Schulterhöhe zur Seite aus. Die Ellenbogengelenke sind locker und die Handflächen

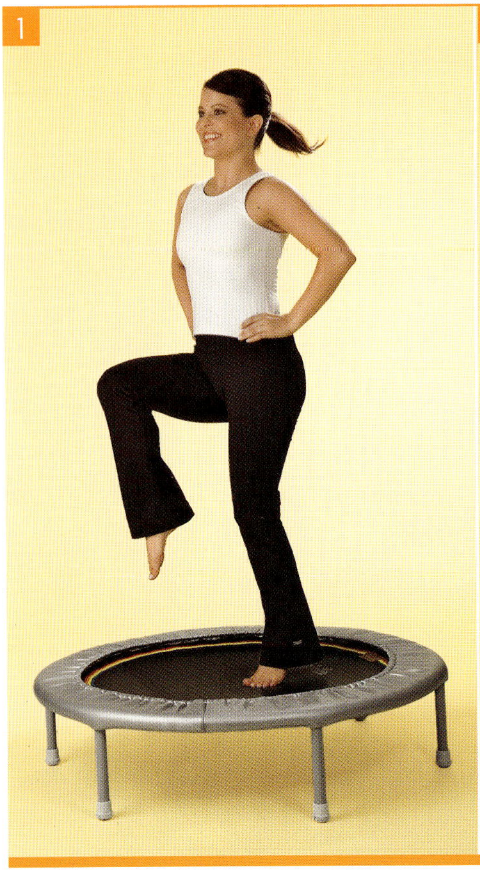

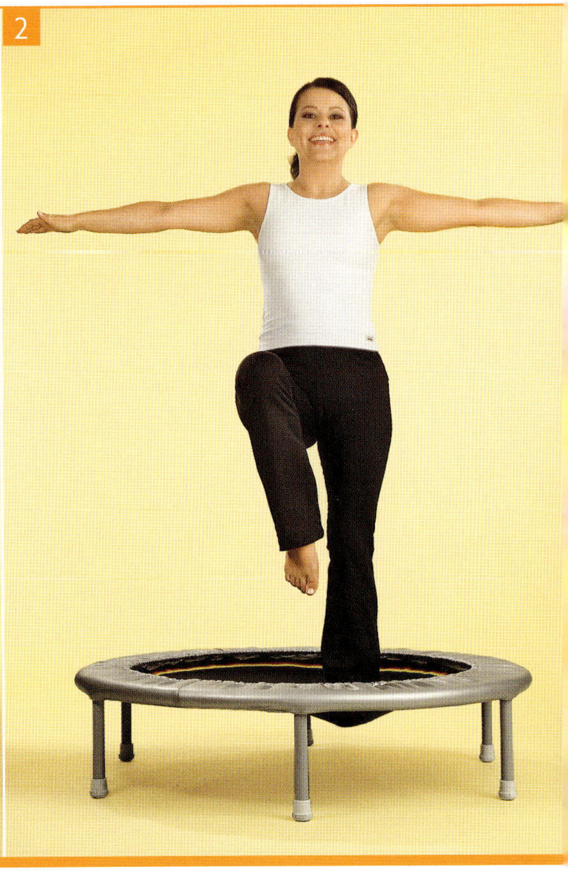

zeigen Richtung Boden. Achten Sie darauf, dass der Oberkörper aufrecht bleibt. Ziehen Sie die Schulterblätter nach hinten und unten und spannen Sie Ihre Bauchmuskulatur an.

Übungsvariante für Fortgeschrittene

3+4 Nach einigem Üben können Sie Ihre Schultermuskulatur mittrainieren, indem Sie beginnen, die Handgelenke zu drehen. Die Arme bleiben dabei unverändert in ihrer Position, lediglich die Handflächen drehen sich nach oben und nach unten. Die Finger sind weit gespreizt. Nutzen Sie den maximalen Bewegungsradius Ihrer Hände, d.h. drehen Sie die Hände so weit wie möglich nach oben und nach unten. Achten Sie darauf, dass sich Ihre Oberarme nicht mitbewegen.

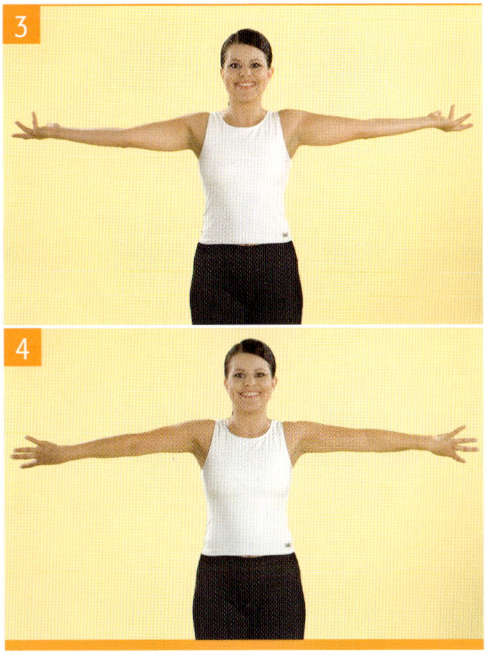

UNSER TIPP

- Wenn Sie nach einiger Zeit des Trainings eine neue Herausforderung suchen, können Sie die Armbewegungen variieren. Ausgangsposition: gestreckte Arme zur Seite auf Schulterhöhe (siehe Seite 48).
- Butterfly: Drehen Sie die Handflächen zur Decke und winkeln Sie Ihre Unterarme nach oben an, sodass im Ellenbogengelenk ein 90-Grad-Winkel entsteht. Schließen Sie die Ellenbogen auf Schulterhöhe vor dem Körper und öffnen Sie diese wieder zur Seite.
- Freude: Drehen Sie die Handflächen zur Decke und winkeln Sie Ihre Arme an, sodass im Ellenbogengelenk ein 90-Grad-Winkel entsteht. Die Handflächen zeigen nach vorne. Strecken Sie nun die Arme lang nach oben aus und beugen Sie diese wieder.
- Klatschen: Führen Sie die gestreckten Arme vor dem Körper zusammen und öffnen Sie diese wieder zur Seite. Die Daumen zeigen zur Decke.
- Lotse: Führen Sie die gestreckten Arme über dem Kopf zusammen und öffnen Sie diese wieder zur Seite.

Übung 5: »Twist« – Hüftdrehen

Der Effekt: Diese Übung stärkt die Ausdauer und trainiert besonders die Taille, den Schultergürtel und die Arme. Sie wirkt auf den Gallenblasenmeridian und unterstützt die Entschlusskraft sowie die Belastbarkeit.

Grundübung Beine

1+2 Schwingen Sie beidbeinig in Grundhaltung in der Mitte des Trampolins und stützen Sie Ihre Hände in der Taille ab.

Schließen Sie Ihre Beine, sodass sich die Beininnenseiten und Fußinnenkanten berühren. Drehen Sie beim Aufschwingen auf dem Vorderfuß Hüfte und Knie zu einer Seite. Lediglich die Fersen lösen sich von der Trampolinmatte und drehen dabei zur Gegenseite. Die Bewegung erfolgt aus der Hüfte.

Drehen Sie dann beim nächsten Aufschwingen zur anderen Seite und wiederholen Sie das Hüftdrehen beim Aufschwingen immer wieder nach rechts und nach links. Der Oberkörper bleibt in der Grundposition nach vorne gerichtet.

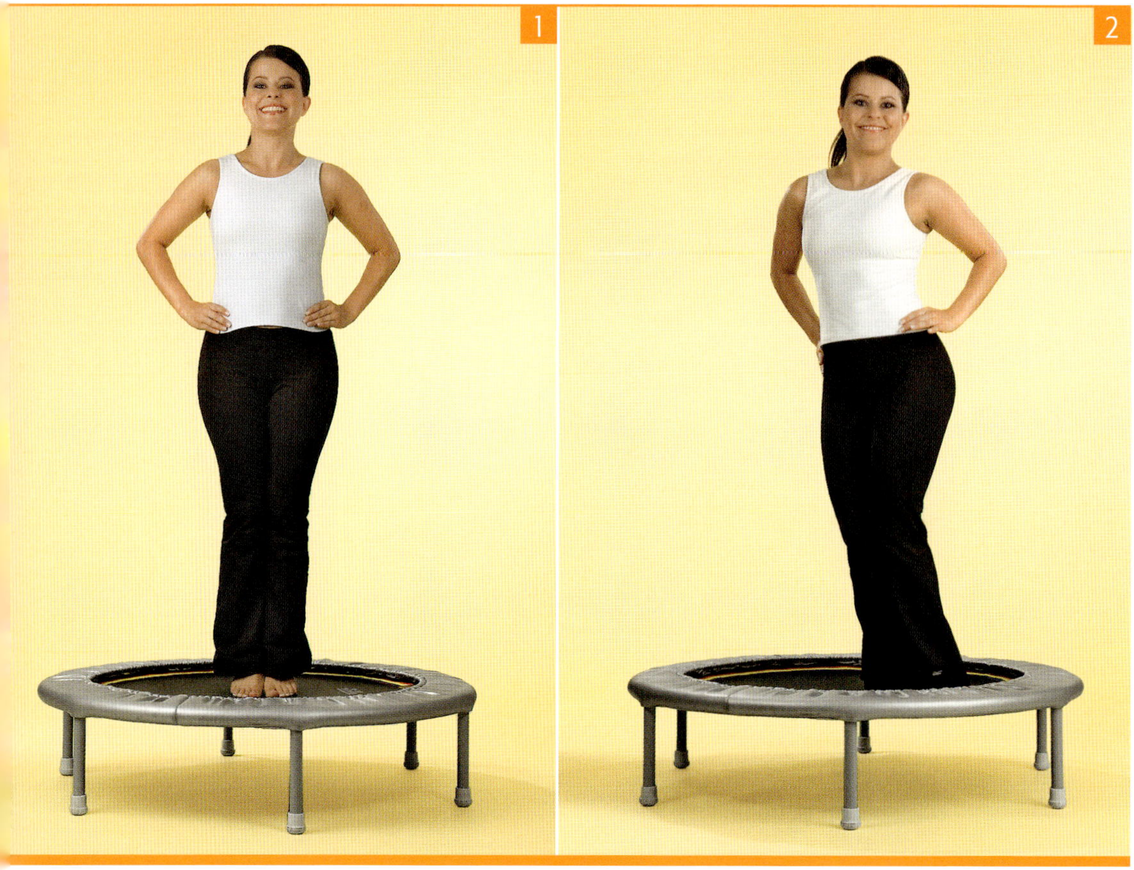

Die Arme einbeziehen

3+4 Strecken Sie die Arme auf Schulterhöhe zur Seite aus. Ziehen Sie dabei die Schulterblätter nach hinten und unten. Die Ellenbogengelenke sind locker und die Handflächen zeigen zum Boden.

Wenn Sie Ihre Knie nach rechts drehen, bringen Sie die rechte Hand zur linken Schulter. Ihr Oberkörper bleibt möglichst nach vorne gerichtet. Wechseln Sie mit jedem Hüftdrehen die Arme jeweils zur Gegenseite. Die Arme bleiben dabei auf Schulterhöhe.

UNSER TIPP

Achten Sie während der gesamten Übung darauf, dass die Zehen in Verbindung mit der Trampolinmatte bleiben und der Oberkörper aufrecht nach vorne gerichtet ist. Lassen Sie während der gesamten Übung Beine und Füße eng beieinander, so erreichen Sie den größten Trainingseffekt für Ihre Taille.

3

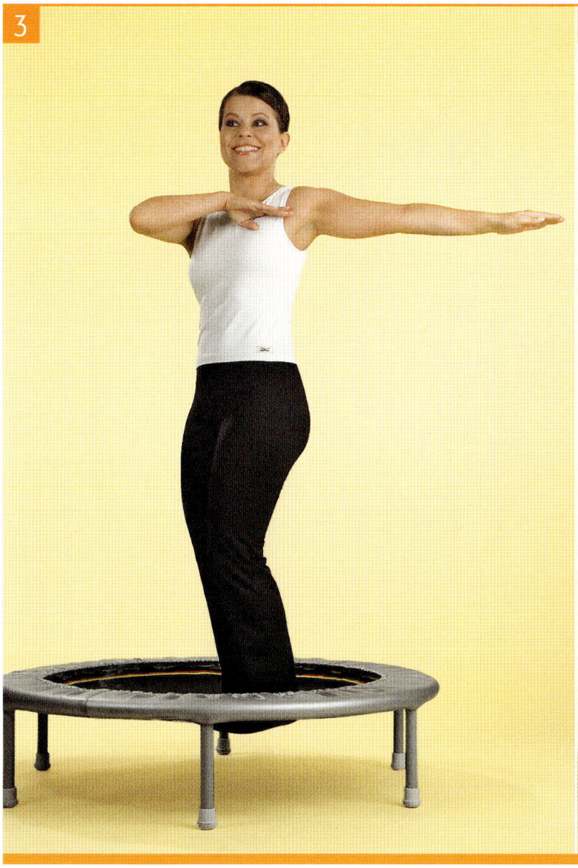

4

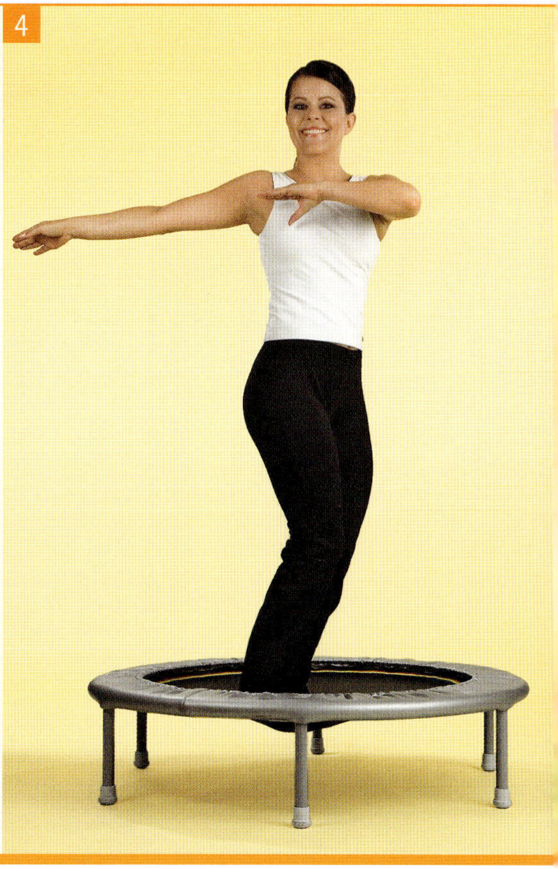

Übung 6: »Big Circle« – der große Armkreis

Der Effekt: Diese Übung stärkt die Ausdauer und trainiert besonders die Beine, den Schultergürtel und die Arme. Sie wirkt auf die Meridiane Herz, Dünndarm, Lunge und Dickdarm und stärkt Freude und Harmonie.

Grundübung Beine

1 Schwingen Sie beidbeinig in Grundhaltung in der Mitte des Trampolins.
Die Beine sind hüftbreit geöffnet, die Kniegelenke sind locker. Heben Sie während der gesamten Übung beim Aufschwingen lediglich die Fersen vom Trampolin ab, die Zehen und die Fußballen bleiben immer in Kontakt mit der Trampolinmatte. So trainieren Sie gelenk- und wirbelsäulenschonend.

Die Arme einbeziehen

2 Heben Sie beide Arme gestreckt nach vorne an und lassen Sie diese gleichzeitig in großen Bewegungen nach hinten kreisen. Ihre Finger sind weit gespreizt. Nutzen Sie die öffnende Bewegung zur Aufrichtung der Brustwirbelsäule. Lassen Sie die Schultern leicht nach hinten und unten gezogen.

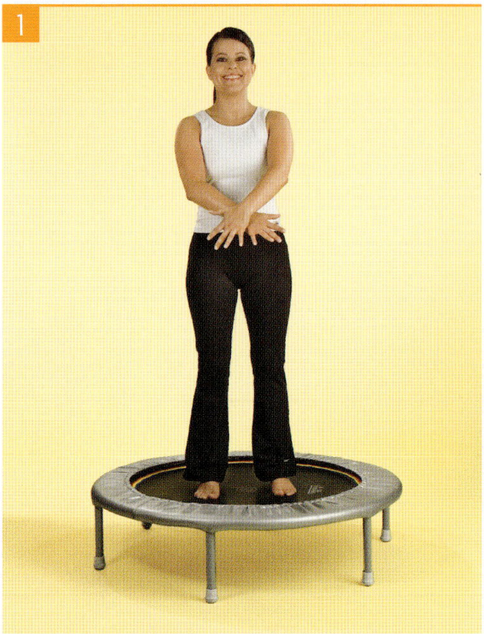

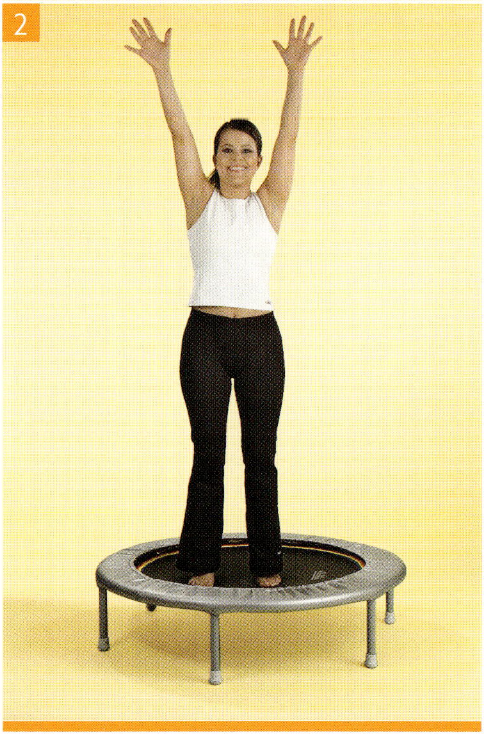

Übung 7: »Eisschnellläufer« – schneller Step Touch

Der Effekt: Diese Übung stärkt die Ausdauer und trainiert besonders die Beinaußenseiten und die Oberschenkelrückseiten.
Sie wirkt auf den Lebermeridian – für mehr Kreativität und Gelassenheit.

Grundübung Beine

1+2 Schwingen Sie beidbeinig in Grundhaltung in der Mitte des Trampolins und stützen Sie Ihre Hände in der Taille ab.
Öffnen Sie Ihre Füße so breit, wie die Trampolinmatte es zulässt, Sie sollten jedoch noch immer guten Halt haben. Verlagern Sie nun abwechselnd das Gewicht von rechts nach links. Ihr Becken bleibt gerade nach vorne gerichtet. Beginnen Sie dann mit etwas mehr Kraft schnell von rechts nach links zu springen. Heben Sie den Fuß des Spielbeins von der Matte weg und ziehen Sie ihn in Richtung Kniekehle des Standbeins. Nehmen Sie dabei den Oberkörper leicht nach vorne. Der Oberkörper bleibt jedoch aufrecht und ruhig.

Die Arme einbeziehen

3 Nehmen Sie beide Arme vor dem Körper zu der Seite, zu der Sie springen, und unterstützen Sie so mit den Armen die Seitbewegung. Dabei geht ein Arm gestreckt zur Seite und der andere Arm wird vor dem Körper gebeugt. Die Hand des gebeugten Arms geht Richtung Schulter. Die Handflächen zeigen zum Körper. Ihre Haltung bleibt während der gesamten Übung aufrecht. Es entsteht eine Art Schnelllaufbewegung von einer Seite zur anderen.

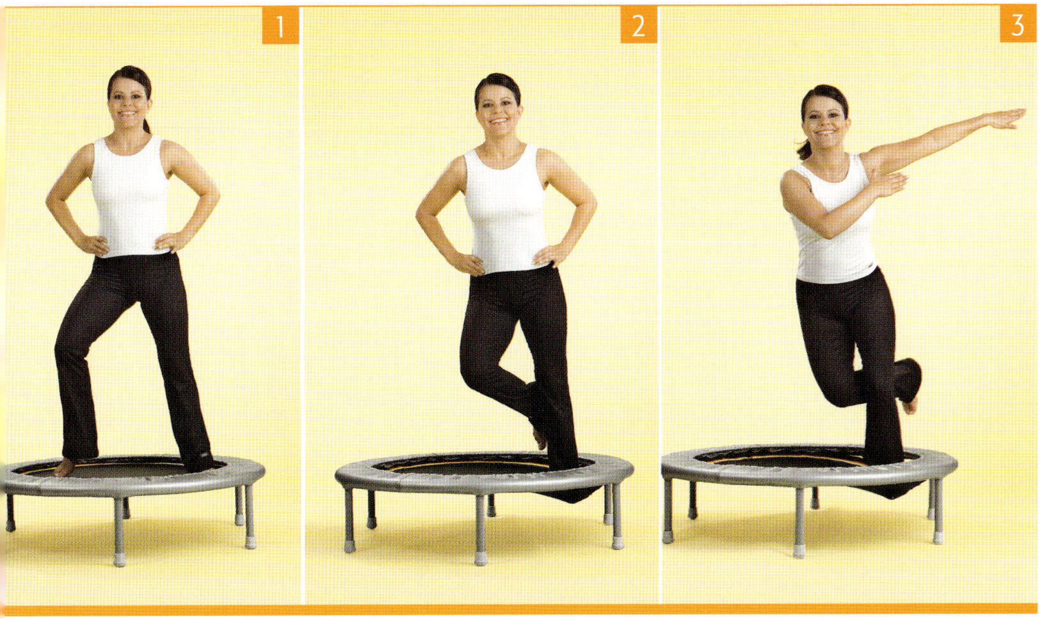

Übung 8: »Langläufer« – Schrittstellung

Der Effekt: Diese Übung stärkt die Ausdauer und trainiert besonders die Beine, die Rumpfmuskulatur und die Arme, eben alles was man beim Langlaufen trainiert.
Sie wirkt auf die Meridiane Niere, Magen und Milz und reguliert so das Chi und fördert die Ausgeglichenheit.

1
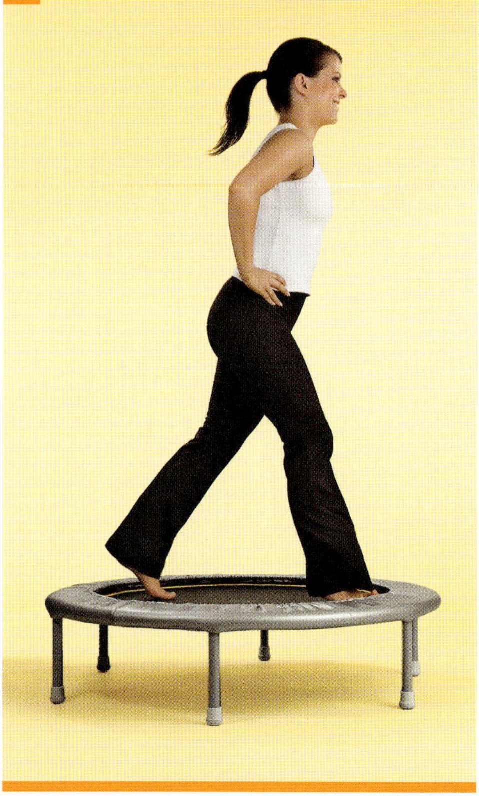

Grundübung Beine

1 Schwingen Sie beidbeinig in Grundhaltung in der Mitte des Trampolins und stützen Sie Ihre Hände in der Taille ab. Solange Sie sich auf die Beine konzentrieren müssen, bleiben die Arme in dieser Position.
Nehmen Sie beim Aufschwingen ein Bein nach vorne und das andere nach hinten, sodass Sie in Schrittstellung weiterschwingen. Wechseln Sie mit dem nächsten Aufschwingen die Beine. Wechseln Sie nun immer schneller die Beine, sodass Sie schließlich im Schwingtempo hin und her wechseln. Die Füße verlieren dabei kurzzeitig den Kontakt zur Trampolinmatte. Versuchen Sie dennoch möglichst mattennah zu bleiben. So trainieren Sie am gelenk- und wirbelsäulenschonendsten.
Achten Sie während der gesamten Übung auf Ihre Körperspannung und unterstützen Sie mit Ihrer Bauchspannung den Rücken von vorne.

UNSER TIPP

Der »Langläufer« ist eine Übung für Fortgeschrittene. Achten Sie während der gesamten Ausführung besonders auf Ihre Körperspannung und das Einhalten der Grundhaltung. Nur so können Sie den gewünschten Trainingseffekt auch erzielen und Ihre Ausdauer trainieren.

Die Arme einbeziehen

2 Heben Sie abwechselnd den gegengleichen Arm mit Kraft gestreckt nach oben – so weit, bis sich der obere Arm neben Ihrem Kopf befindet. Die Handflächen zeigen zum Körper, die Daumen nach vorne und oben. Oberer Arm und hinteres Bein sollten eine Linie bilden. Ziehen Sie dabei die Schulterblätter nach hinten und unten, Ihre Bauchmuskulatur ist angespannt. Halten Sie die Spannung während der gesamten Übung.

Noch mehr Power

3 Trainieren Sie diese Übung bereits seit längerem und suchen Sie eine neue Herausforderung, so beugen Sie den Oberkörper leicht nach vorne. Verlagern Sie dabei das Körpergewicht auf das vordere Bein. So trainieren Sie zusätzlich Ihre Rückenmuskulatur, vor allen Dingen im unteren Rückenbereich.

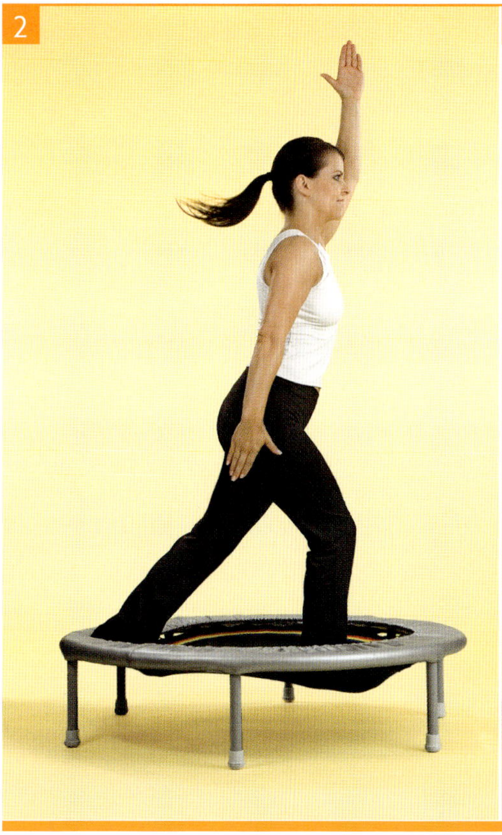

2

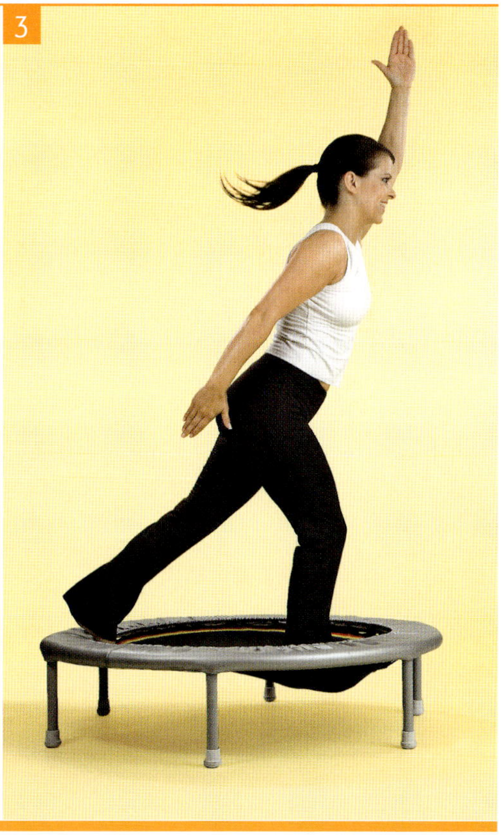

3

Balance Stability – Gleichgewichtstraining

Sind auch Sie manchmal aus dem Gleichgewicht? Wünschen Sie sich mehr Stabilität in Ihrem Alltag? Wollen Sie Ihren Geist mal wieder zur Ruhe bringen? Eine Balance für Körper, Geist und Seele erreichen? Mit diesen Übungen kommen Sie ins Lot.

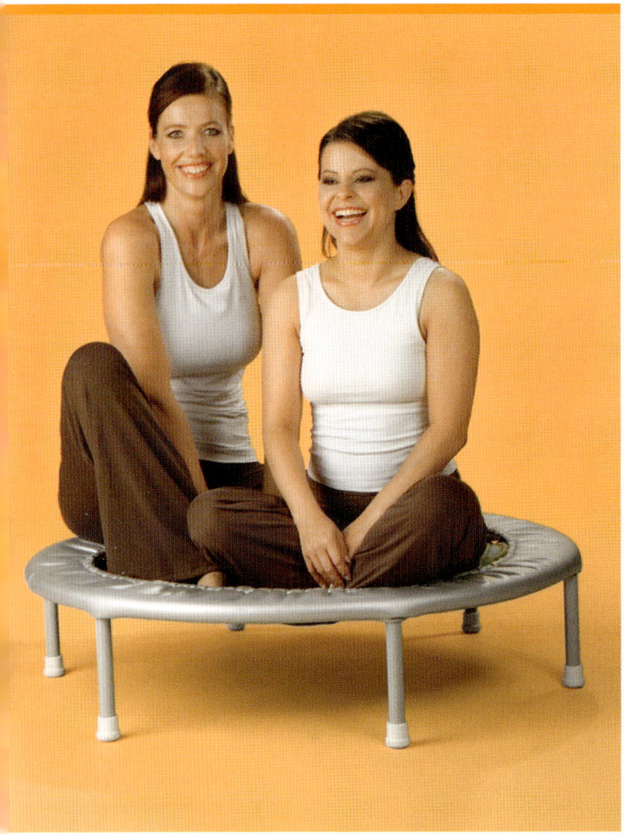

Innere Balance schenkt Zufriedenheit.

In harmonischer Balance

Das dritte Element ist das Herz von Balance Swing™. Balance Stability schult die körpereigene Balance, denn äußere Balance stabilisiert die innere Balance und umgekehrt.

Durch Halteübungen im Stehen wird neben den großen Muskelgruppen vor allem die tief liegende Stützmuskulatur trainiert. Aufgrund der elastischen Trampolinmatte balanciert der Körper die Übungen aktiv aus, dadurch wird vorwiegend die wirbelsäulen- sowie die gelenknahe Muskulatur gekräftigt. Diese Muskulatur wird bei herkömmlichem Training häufig vernachlässigt, ist aber das A und O eines gesunden Rückens.

Bei Balance Stability kehrt der Körper langsam zur Ruhe zurück. Durch Konzentration und Fokussierung auf den eigenen Körper entspannt der Geist. Das Gefühl der inneren Balance breitet sich aus. Große Bewegungsradien und gehaltene Positionen dehnen die Meridiane, das Chi zirkuliert und Blockaden werden gelöst.

Übungsausführung und Trainingsdauer

Bevor Sie mit den Balance-Stability-Übungen beginnen, bauen Sie noch einmal die Grundhaltung auf (siehe Seite 36).

Wählen Sie aus den folgenden Übungen zwei bis drei Positionen. Halten Sie diese auf jeder Seite etwa 30–45 Sekunden und wiederholen Sie die einzelnen Übungen 2- bis 3-mal.

Beginnen Sie die Übungen zunächst mit den

Beinen zu trainieren. Nehmen Sie die Arme erst dazu, wenn Sie sich in der jeweiligen Übung sicher sind. Sie können die Arme selbstverständlich immer als Stabilisatoren zu Hilfe nehmen. Für das Element Balance Stability empfehlen wir eine Trainingslänge von ca. 8 Minuten.

In der Ruhe liegt die Kraft!

- Lassen Sie Ihrem Körper Zeit, sich an den weichen Untergrund zu gewöhnen, wählen Sie in den ersten Trainingswochen die leichtere Variante der Übung und steigern Sie sich langsam. Überfordern Sie sich nicht!
- Am besten beginnen Sie Balance Stability während der ersten Trainingseinheiten mit Übung 1, dem »Storch«. Diese Übung hilft Ihnen schnell Ihr Gleichgewicht zu finden und Sie können – wenn es mal wackelig wird – einfach Ihren Fuß am Trampolinrand absetzen.

UNSER TIPP

Um das Gleichgewicht besser halten zu können, fixieren Sie mit Ihren Augen einen weiter entfernten Punkt.

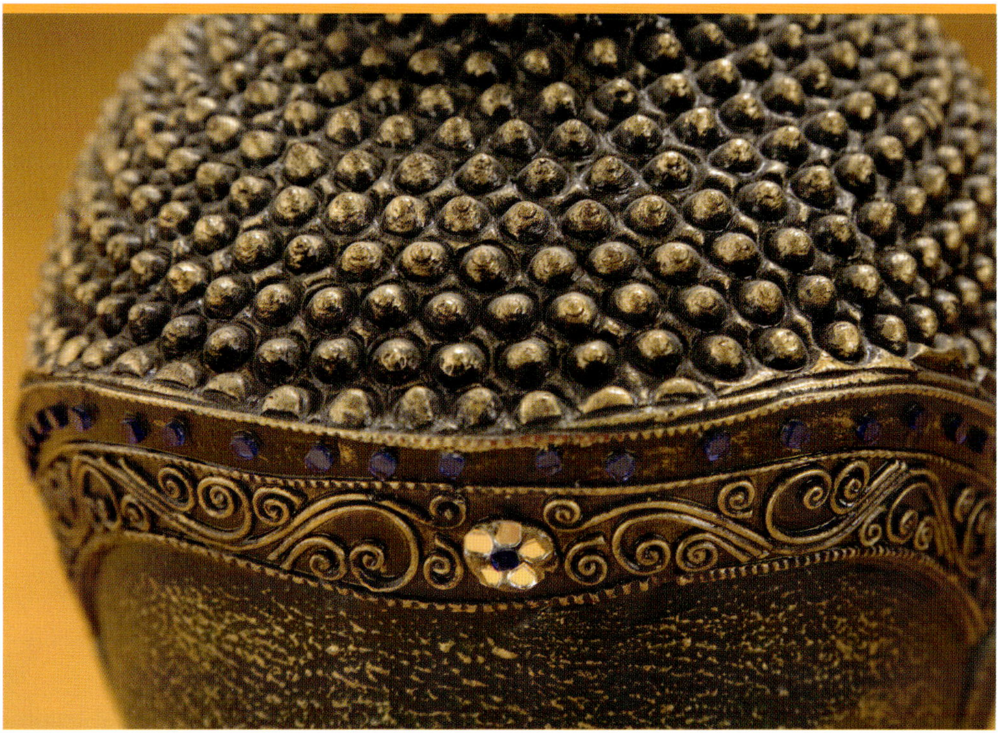

Ein unruhiger Geist ist in sich gefangen. Ein entspannter Geist ist ein freier Geist.

chinesisches Sprichwort

Übung 1: »Storch« – das Bein nach vorne strecken

Der Effekt: Diese Übung trainiert besonders die Tiefenmuskulatur, die Oberschenkelvorderseiten, Schultern und Arme.
Sie wirkt auf den Blasenmeridian und fördert die Reinigung und Entgiftung des Körpers.

Grundübung Beine

1+2 Stellen Sie sich mit dem rechten Fuß in die Trampolinmitte und verlagern Sie Ihr Gewicht auf das Bein. Bringen Sie den Körper in die Grundhaltung und stützen Sie die Hände in der Taille ab.
Lösen Sie das linke Bein von der Trampolinmatte und balancieren Sie den Einbeinstand aus. Das Kniegelenk des Standbeins ist locker. Richten Sie Ihren Oberkörper auf und stehen Sie stolz und aufrecht auf Ihrem Trampolin. Nutzen Sie bei Bedarf Ihre Arme als Stabilisatoren.
Wenn Sie sich im Einbeinstand sicher fühlen und Ihr Gleichgewicht gefunden haben, strecken Sie das linke Bein nach vorn aus. Strecken Sie auch die Zehenspitzen und halten Sie den

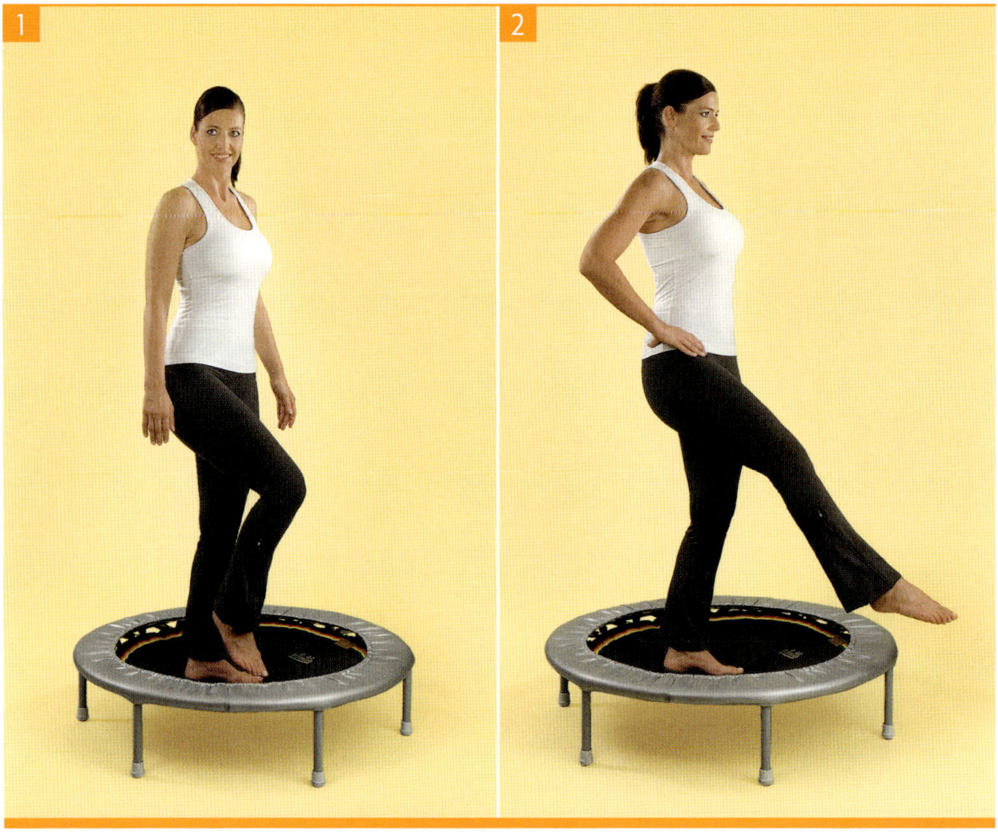

Fuß kurz über dem Trampolinrand. Der Oberkörper bleibt dabei aufrecht, Ihre Hände sind in der Taille abgestützt.
Wechseln Sie dann die Seite.

Die Arme einbeziehen

3 Strecken Sie beide Arme auf Schulterhöhe zur Seite aus. Ihre Ellenbogengelenke sind locker, die Handflächen zeigen Richtung Boden. Achten Sie auf Ihre Haltung. Ziehen Sie Ihre Schultern bewusst nach hinten und unten. Wechseln Sie das Bein und wiederholen Sie die Übung auf der anderen Seite.

Variante für Fortgeschrittene

4 Heben Sie dann beide Arme über den Kopf und strecken Sie die Arme nach oben aus. Ihre Arme sind schulterbreit geöffnet und Ihre Handflächen zeigen zueinander. Schieben Sie Ihre Schultern bewusst nach hinten und unten.
Führen Sie diese Übung auf dem anderen Bein aus. Können Sie sie auf beiden Seiten gleich gut ausbalancieren?

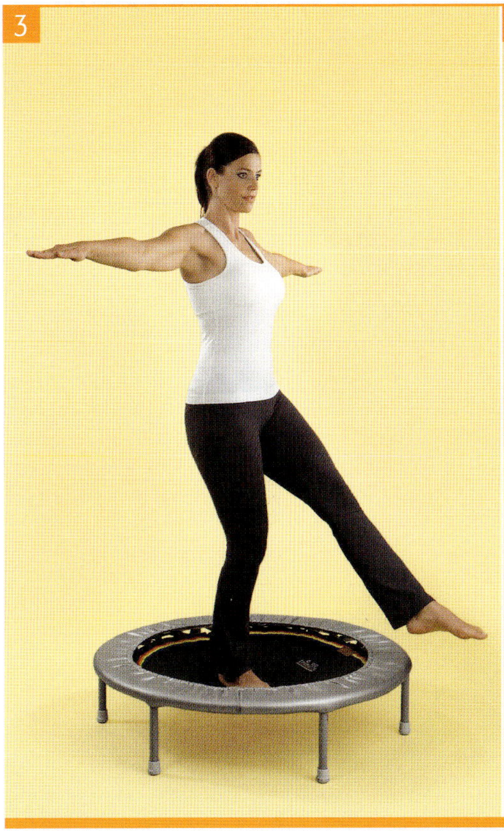

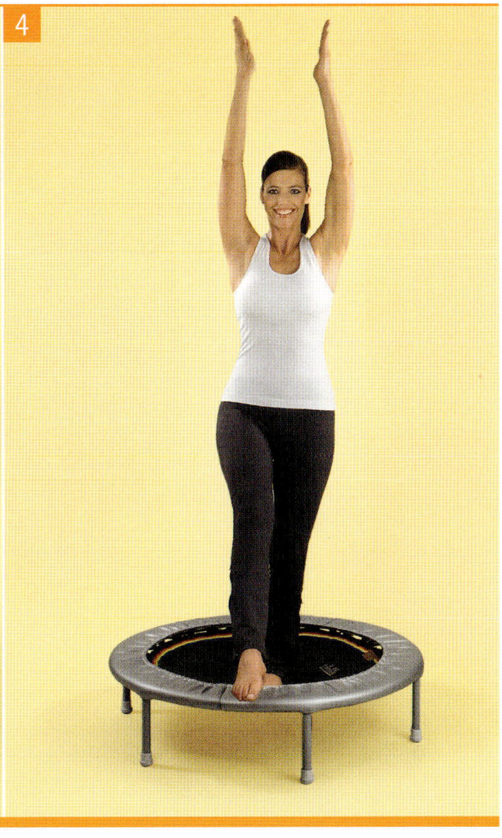

Übung 2: »Seestern« – Bein seitlich strecken

Der Effekt: Diese Übung trainiert besonders die Tiefenmuskulatur, die Beinaußenseiten, Schultern und Arme.
Sie wirkt auf die Meridiane Leber, Herz und Perikard und fördert die Kreativität und Lebensfreude.

Grundübung Beine

1+2 Stellen Sie sich mit dem rechten Fuß in die Trampolinmitte und verlagern Sie Ihr Gewicht auf das Bein. Bringen Sie den Körper in die Grundhaltung und stützen Sie die Hände in der Taille ab.
Heben Sie das linke Bein gestreckt zur Seite, zuerst nur ein paar Zentimeter über den Trampolinrand.
Wenn Sie Ihre Stabilität gefunden haben, heben Sie das Bein noch ein Stück höher. Achten Sie darauf, das Becken gerade zu halten. Beide Hüftknochen zeigen parallel nach vorne. Strecken Sie nun auch die Zehenspitzen des Spielbeins. Ihr Standbein ist leicht gebeugt und der Oberkörper aufgerichtet.
Setzen Sie das Bein wieder ab und strecken Sie nun das andere Bein zur Seite.

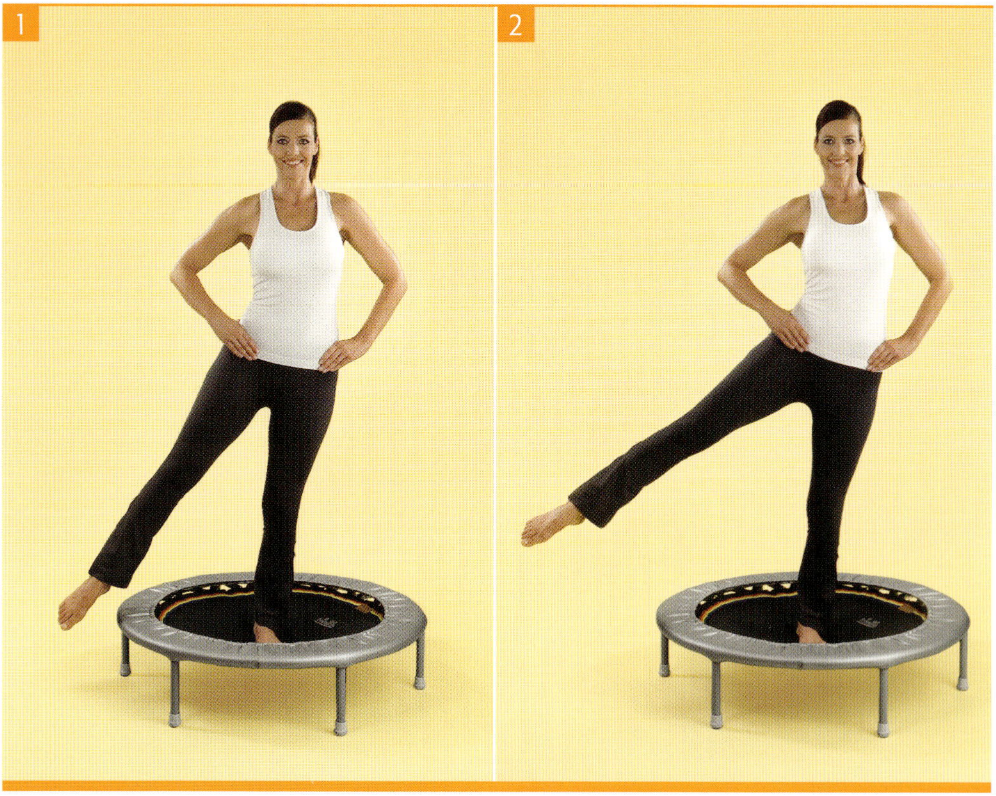

Die Arme einbeziehen

3 Strecken Sie den gegenüberliegenden Arm diagonal nach oben. Der Daumen zeigt nach hinten. Arm und Bein bilden eine Linie. Lassen Sie Ihre Schulter dabei tief. Denken Sie daran, den Bauchnabel zur Wirbelsäule zu ziehen, so bleiben Wirbelkörper und Bandscheiben geschützt. Der andere Arm ist eng am Köper, die Hand liegt am Oberschenkel auf. Wechseln Sie dann die Seite.

Variante für Fortgeschrittene

4 Nehmen Sie dann den zweiten Arm dazu und strecken Sie auch diesen parallel zum anderen nach oben aus. Ihre Ellenbogengelenke sind locker, die Handflächen zeigen zueinander. Achten Sie auf Ihre Haltung, Becken und Schultergürtel sind gerade. Ziehen Sie Ihre Schulterblätter bewusst nach hinten und unten. Wiederholen Sie die Übung mit dem anderen Bein. Noch eine Stufe schwieriger wird es, wenn Sie während des Ausbalancierens für einen kurzen Moment die Augen schließen. Da gerät Ihr Gleichgewichtssinn ins »Schwitzen«.

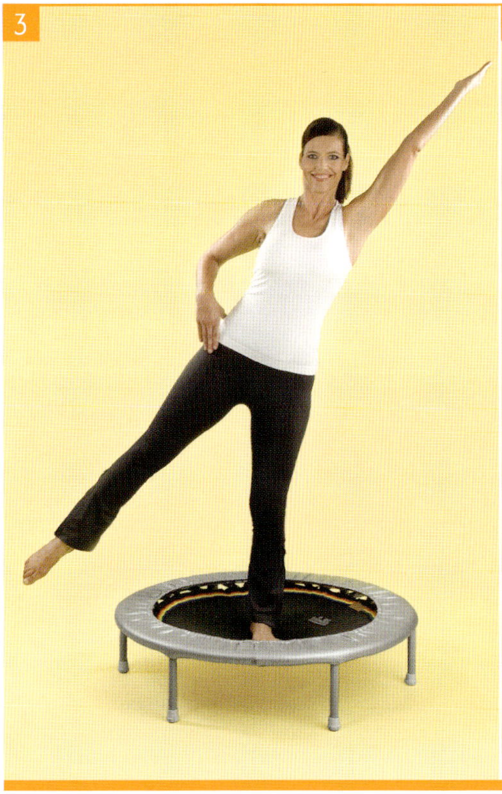

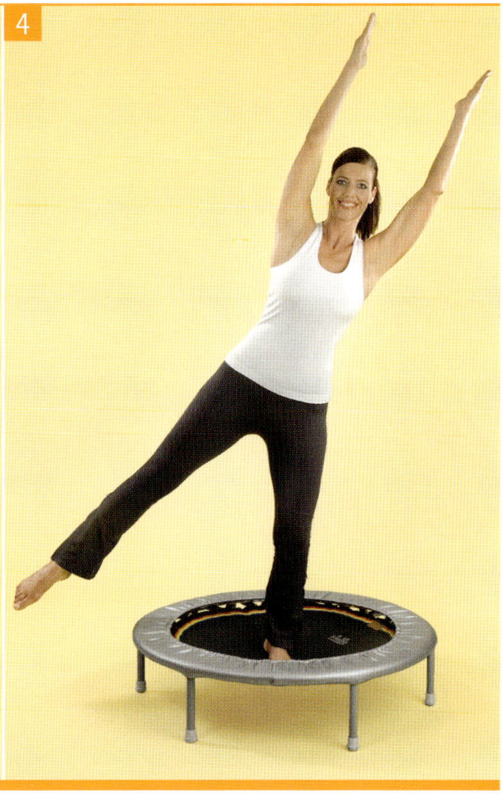

Übung 3: »Libelle« – Bein nach hinten strecken

Der Effekt: Diese Übung trainiert besonders die Tiefenmuskulatur, die gesamte Körperrückseite, die Schultern und Arme.
Sie wirkt auf die Meridiane Niere, Magen und Milz und reguliert so das Chi und sorgt für Ausgeglichenheit.

Grundübung Beine

1+2 Stellen Sie sich mit dem rechten Fuß in die Trampolinmitte und verlagern Sie Ihr Gewicht auf das Bein. Bringen Sie den Körper in die Grundhaltung und stützen Sie die Hände in der Taille ab.
Lösen Sie das linke Bein von der Trampolinmatte und beugen Sie den Unterschenkel leicht nach hinten an. Das Kniegelenk des Standbeins ist locker. Balancieren Sie diese Übung aus. Wenn Sie sich in dieser Position sicher fühlen, beugen Sie den Oberkörper leicht nach vorn und strecken Sie das linke Bein über den Trampolinrand nach hinten. Oberkörper und Spielbein bilden dabei eine Linie. Auch die Zehenspitzen sind gestreckt. Achten Sie darauf, dass

1
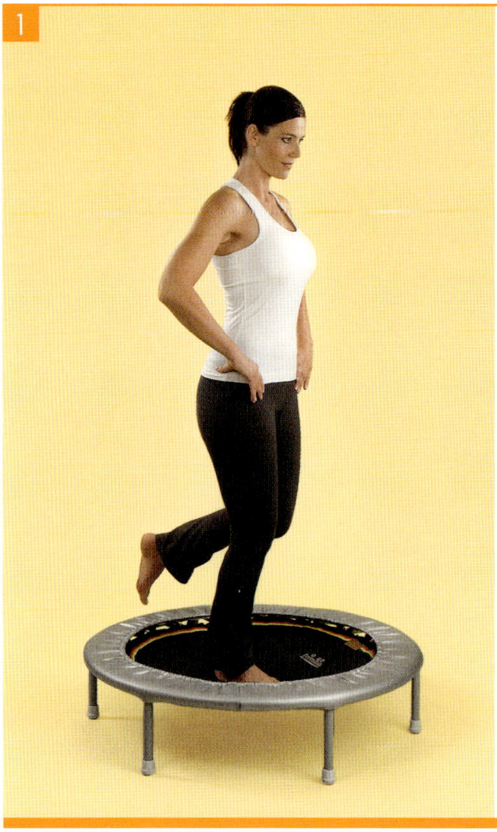

2
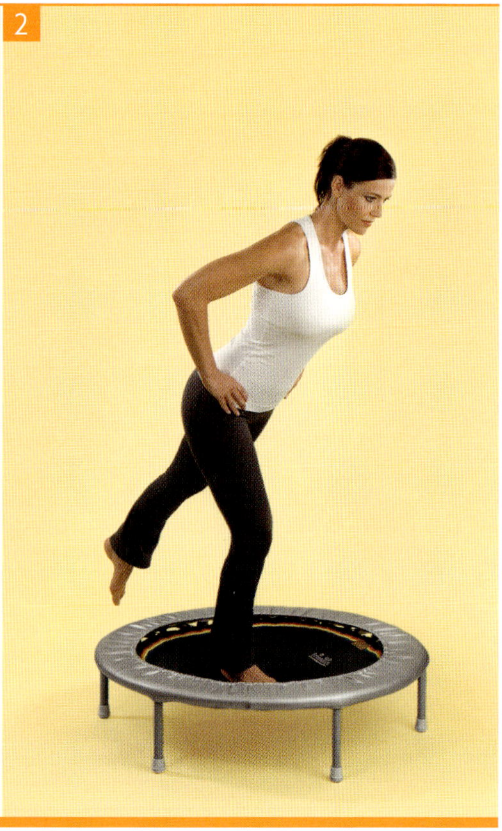

Ihr Becken gerade bleibt. Ihre Bauchmuskulatur ist angespannt und der Rücken gerade. Wechseln Sie dann die Seite.

Die Arme einbeziehen

3 Heben Sie den gegenüberliegenden Arm gestreckt nach vorne, bis sich Ihr Arm neben dem Kopf befindet. Die Handfläche zeigt zum Körper, der Daumen zur Decke. Ihr Körper bildet eine Linie – von Fingerspitze bis Zehenspitze. Halten Sie Ihr Becken dabei gerade. Führen Sie dann die gleiche Übung mit der anderen Seite aus.

Variante für Fortgeschrittene

4 Möchten Sie noch eine Stufe weitergehen, so strecken Sie den zweiten Arm ebenfalls nach vorne. Ihre Arme sind parallel und die Handflächen zeigen zueinander. Halten Sie Ihre Schultern dabei tief, Ihr Bauchnabel ist zur Wirbelsäule gezogen.
Wiederholen Sie diese Variante dann mit dem anderen Bein.

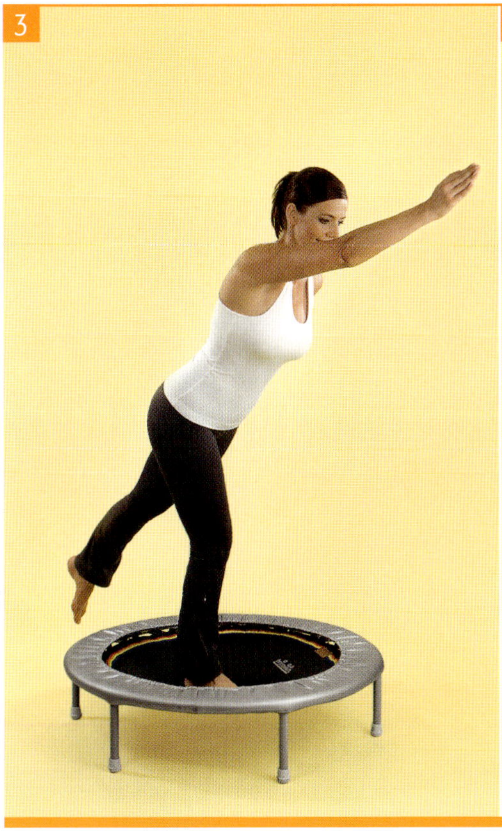

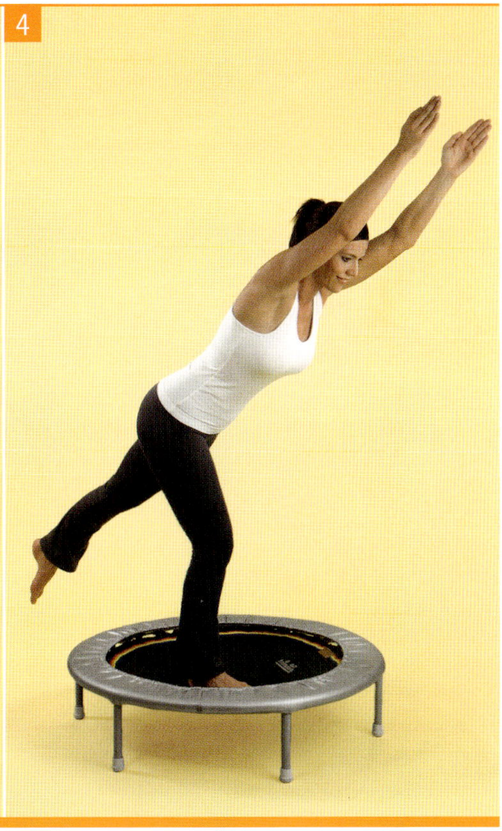

Übung 4: »Flamingo« – Knie anheben

Der Effekt: Diese Übung trainiert besonders die Tiefenmuskulatur, die Oberschenkelvorderseiten, Schultern und Arme.
Sie wirkt auf den Blasenmeridian und fördert die Reinigung und Entgiftung des Körpers.

Grundübung Beine

1+2 Stellen Sie sich mit dem rechten Fuß in die Trampolinmitte und verlagern Sie Ihr Gewicht auf das Bein. Bringen Sie den Körper in die Grundhaltung und stützen Sie die Hände in der Taille ab.
Lösen Sie den linken Fuß von der Trampolinmatte und heben Sie das Knie des Spielbeins leicht nach vorne an. Balancieren Sie den Einbeinstand aus.
Haben Sie Ihr Gleichgewicht gefunden, so heben Sie das Knie weiter nach oben bis auf Hüfthöhe. Die Zehenspitzen zeigen dabei Richtung Boden. Das Kniegelenk des Standbeins ist während der gesamten Übung locker. Balancieren Sie die Position aus. Spüren Sie, wie Ihr Standbein aktiv ausbalanciert.
Wechseln Sie dann die Seite.

1

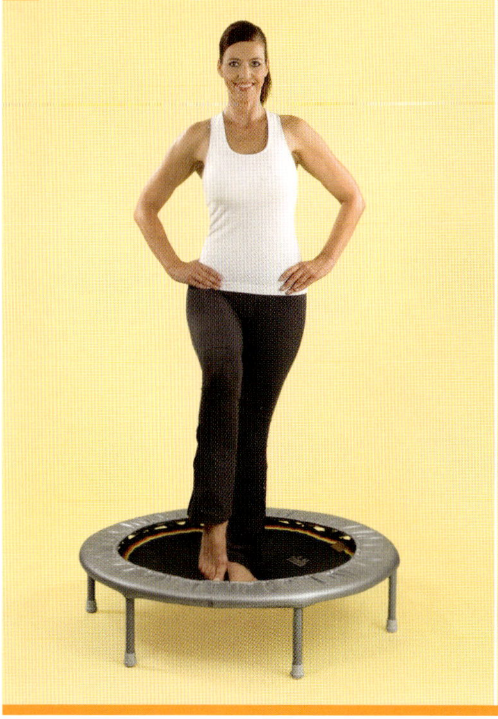

2

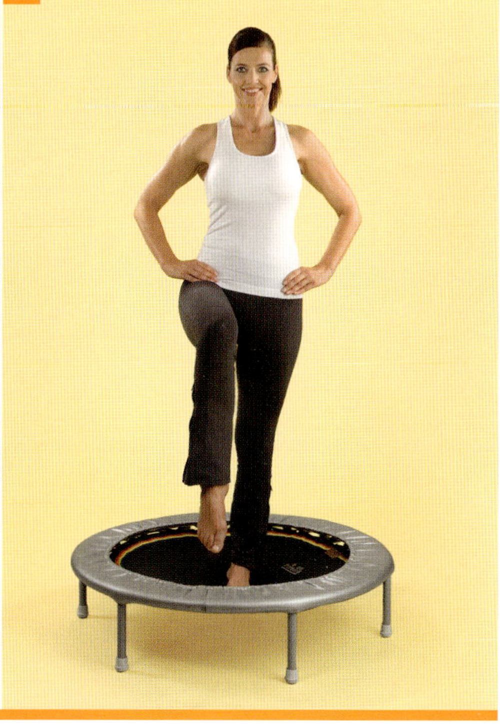

Die Arme einbeziehen

3 Heben Sie nun die Arme gestreckt bis Schulterhöhe zur Seite. Die Ellenbogengelenke sind locker und die Handflächen zeigen Richtung Boden. Schieben Sie Ihre Schultern noch einmal bewusst nach hinten und unten.
Überprüfen Sie Ihre Körperspannung: Das Becken ist gerade, der Bauchnabel Richtung Wirbelsäule gezogen, das Brustbein aufgerichtet und der Nacken lang.

Variante für Fortgeschrittene

4 Um die Schwierigkeit zu erhöhen, kreisen Sie den Fuß des angewinkelten Beines zuerst in eine Richtung. Halten Sie dann inne und beginnen Sie den Fuß in die andere Richtung zu kreisen. Oberschenkel und Knie bleiben dabei ruhig, nur der Fuß bewegt sich. Führen Sie das Gleiche mit dem anderen Fuß durch.
Sie können zur Vereinfachung das Fußkreisen zuerst auch mit abgestützten Armen durchführen.

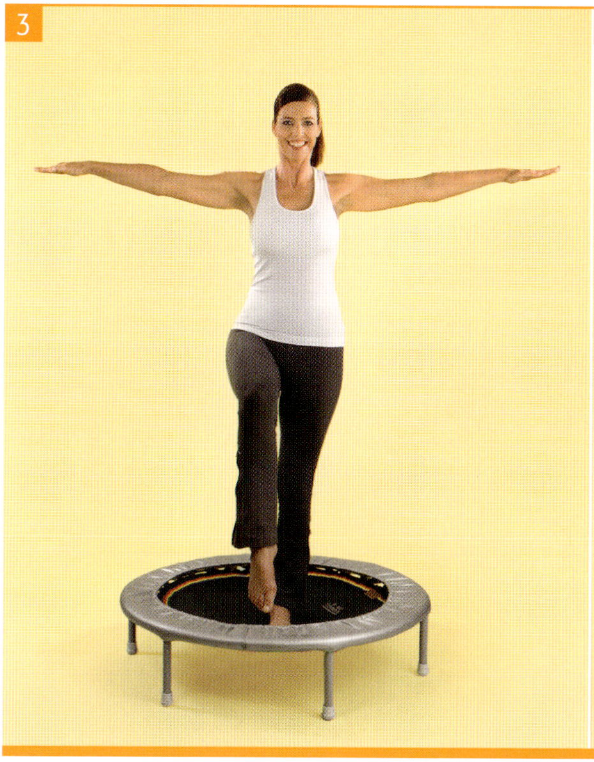

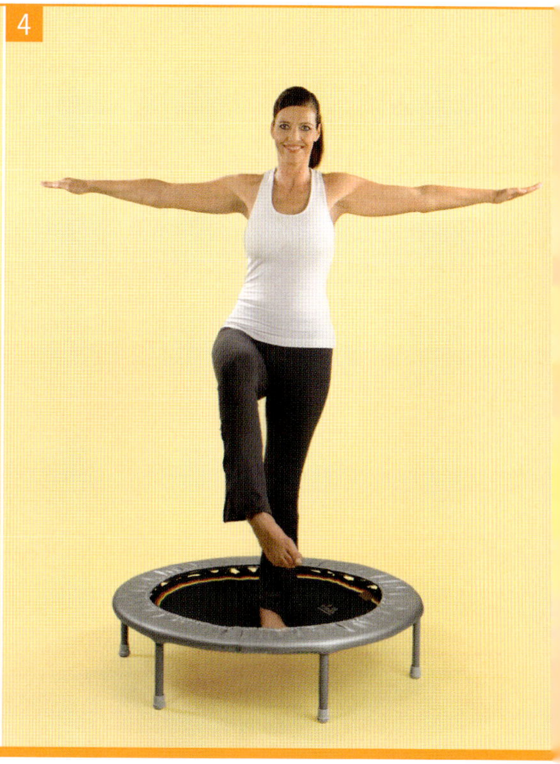

Übung 5: »Der Baum« – Stehen auf einem Bein

Der Effekt: Diese Übung trainiert besonders die Tiefenmuskulatur und den gesamten Körper. Sie wirkt auf die Meridiane Herz, Perikard und Leber und stärkt so Konzentration, Vertrauen und Kreativität.

Grundübung Beine

1+2 Stellen Sie sich mit dem rechten Fuß in die Trampolinmitte und verlagern Sie Ihr Gewicht auf das Bein. Bringen Sie den Körper in die Grundposition und stützen Sie die Hände in der Taille ab.

Lösen Sie das linke Bein von der Matte und stellen Sie die Fußsohle an den Knöchel des Standbeins an. Drehen Sie dann das Knie des Spielbeins nach außen. Achten Sie auf Ihre Haltung: aufrechter Stand, das Kniegelenk des Standbeins ist locker, das Becken bleibt gerade nach vorn gerichtet. Wiederholen Sie die Übung mit der anderen Seite.

Die Arme einbeziehen

3 Nehmen Sie dann die Arme gestreckt über den Kopf und legen Sie Ihre Handinnenflächen aneinander. Ziehen Sie Ihre Schultern dabei weiterhin tief.

1
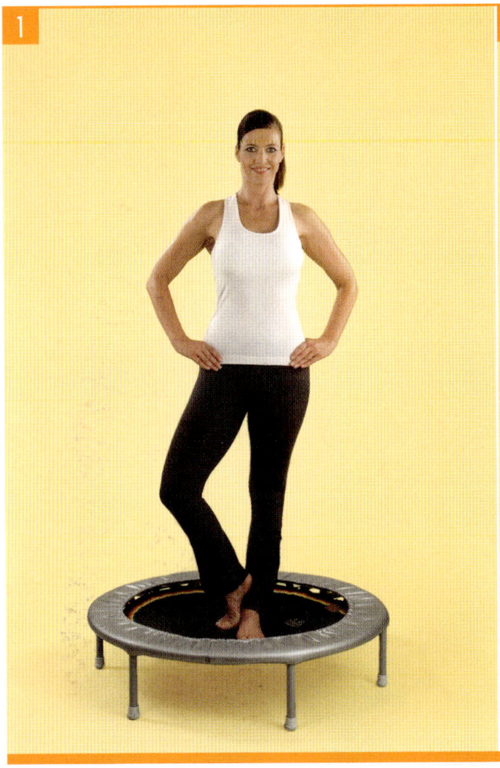

2
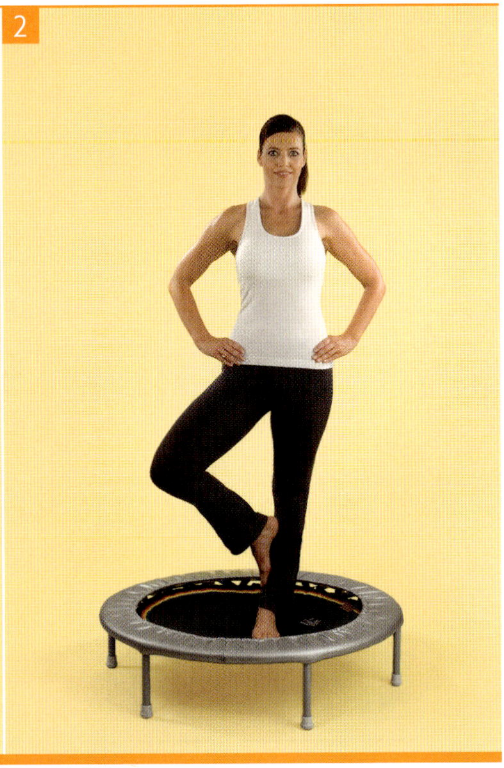

Testen Sie doch einmal, ob Sie die Position halten können, wenn Sie zu Ihren Fingerspitzen aufblicken. Das ist eine große Herausforderung für Ihre Balance. Wechseln Sie die Seite.

Variante für Fortgeschrittene

4 Ziehen Sie den linken Fuß mit der Hand nach oben und stellen Sie die Fußsohle oberhalb des Kniegelenks an der Oberschenkelinnenseite an. Achtung, vermeiden Sie seitlichen Druck auf das Kniegelenk. Strecken Sie die Arme auf Schulterhöhe zur Seite aus. Die Handflächen zeigen zum Boden, die Schultern bleiben dabei tief. Möchten Sie Ihre Balance herausfordern, so blicken Sie nun zusätzlich zur linken Seite.

Führen Sie dann die Übung mit dem anderen Bein aus.

UNSER TIPP

Für einen stabileren Stand können Sie während der ersten Trainingseinheiten die Zehen noch auf der Trampolinmatte lassen.

3

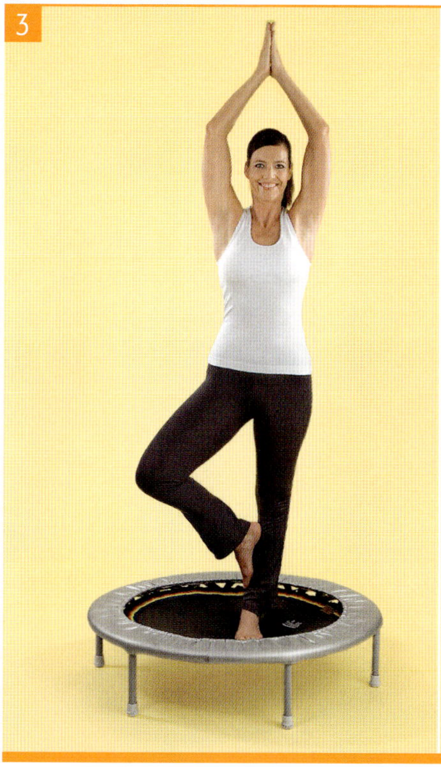

4

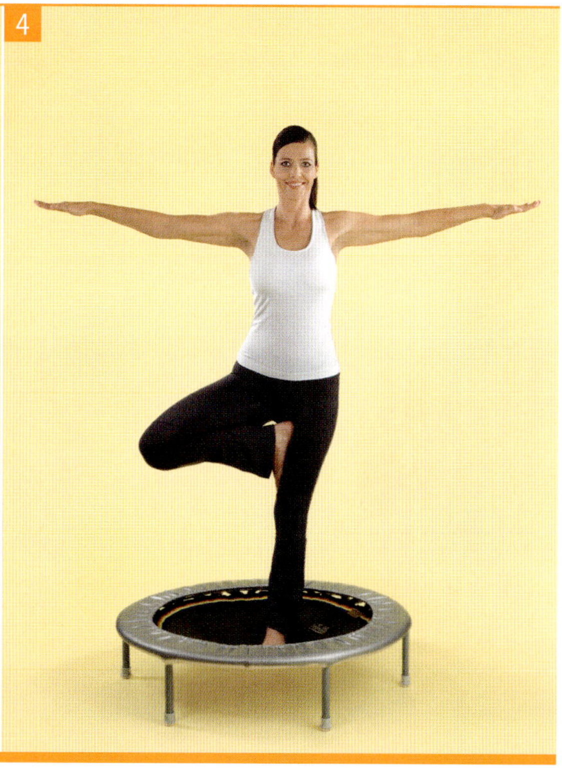

Weitere Übungsvarianten für Fortgeschrittene

Für alle Übungen gibt es Möglichkeiten, den Schwierigkeitsgrad zu erhöhen. Wenn Sie in der Übungsausführung bereits sehr sicher sind, probieren Sie doch folgende Varianten aus.

In Bewegung

1–3 Sie können die Übungen auch dynamisch durchführen. Heben und senken Sie dazu das Spielbein einige Zentimeter. Achten Sie darauf, die Spannung im Körper zu halten. Variieren Sie in der Geschwindigkeit der Bewegung und halten Sie dann wieder inne. Spüren Sie die

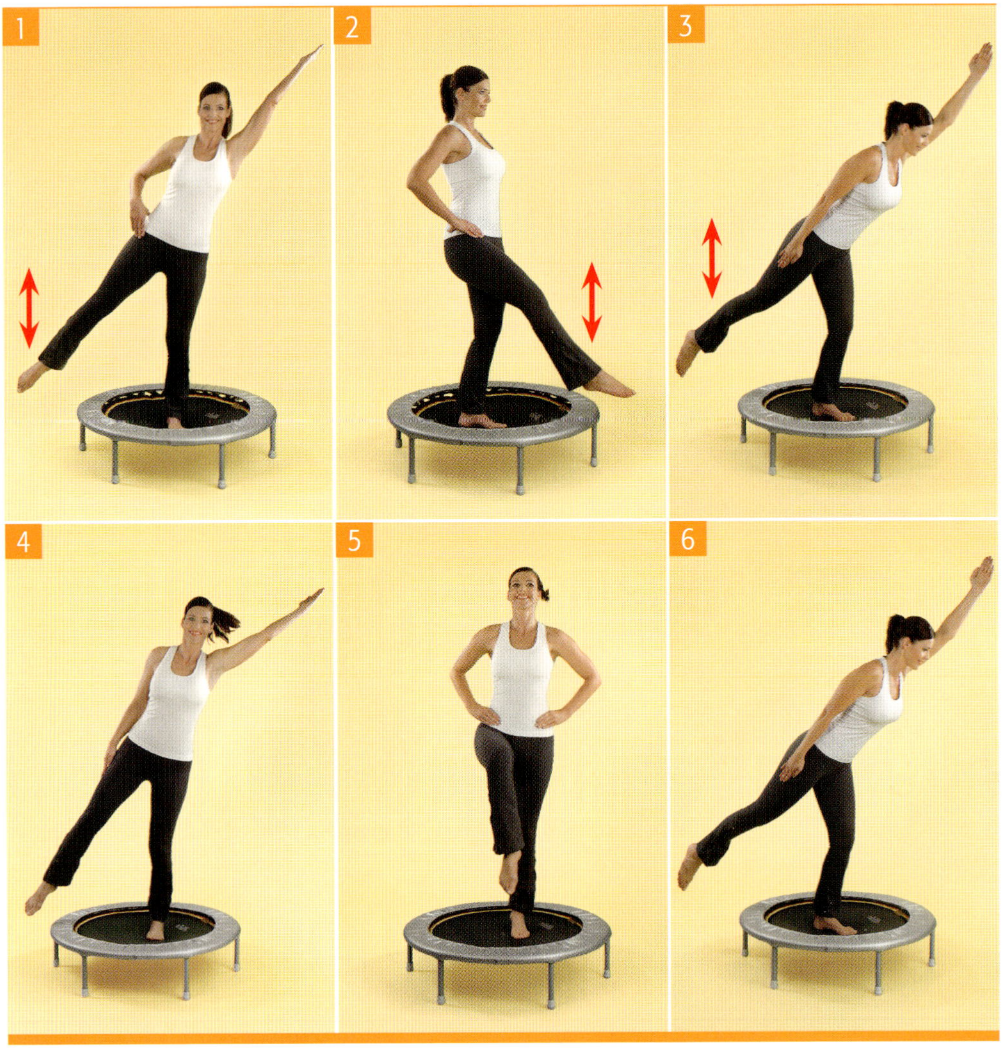

Herausforderung für Ihre Balance. Ebenso können Sie die Bewegungen mit den Armen durchführen.
Wiederholen Sie dies 5- bis 8-mal und wechseln Sie dann die Seite.

Let's swing

4–6 Jede Übung ist auch im Schwingen durchführbar. Wenn Sie eine Lieblingsübung gefunden haben und sich in der Position sehr sicher sind, beginnen Sie doch einfach mit sanftem Auf- und Abschwingen und balancieren Sie die Übung aus. Schwingen Sie 20–30 Sekunden, bevor Sie die Seite wechseln.

Diagonalzug

7+8 Kommen Sie wie in Übung 2 (»Seestern«) beschrieben in eine Diagonale, indem Sie ein Bein zur Seite heben und den gegenüberliegenden Arm schräg nach oben strecken. Strecken Sie sich zuerst lang und bringen Sie Ihren Körper in eine aufrechte Haltung.

Beugen Sie nun langsam Arm und Bein und führen Sie Ellenbogen und Knie vor dem Körper zusammen. Ihr Rücken wird dabei rund. Versuchen Sie sich vor allem in der Lendenwirbelsäule rund zu machen. Strecken Sie sich dann wieder in die Länge. Wechseln Sie nun zwischen Beugen und Strecken und versuchen Sie jede Endposition (gebeugt, gestreckt) für einige Sekunden zu halten und auszubalancieren.

Standwaage

9 Aus der »Libelle« (Übung 3) können Sie in die anspruchsvollere Position der Standwaage wechseln. Senken Sie dafür Ihren Oberkörper tiefer ab und heben Sie gleichzeitig das hintere Bein nach oben. Sie können so tief gehen, bis Ihr Körper parallel zum Boden ist. Oberkörper und gestrecktes Bein sollen dabei eine Linie bilden. Achten Sie auf Ihre Haltung, Becken und Schultern bleiben gerade. Strecken Sie die Arme zur Seite aus, die Daumen zeigen nach vorne.

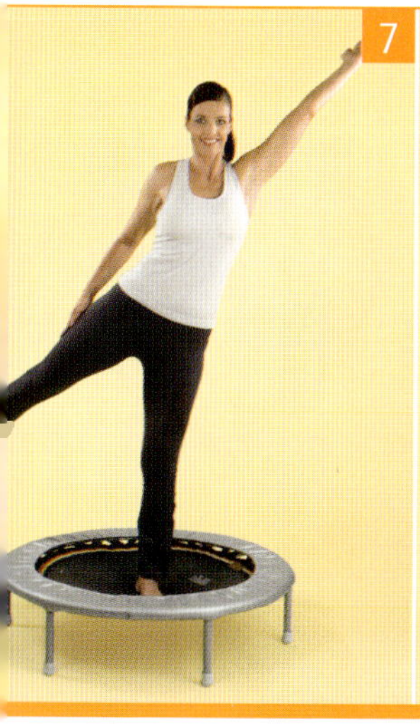

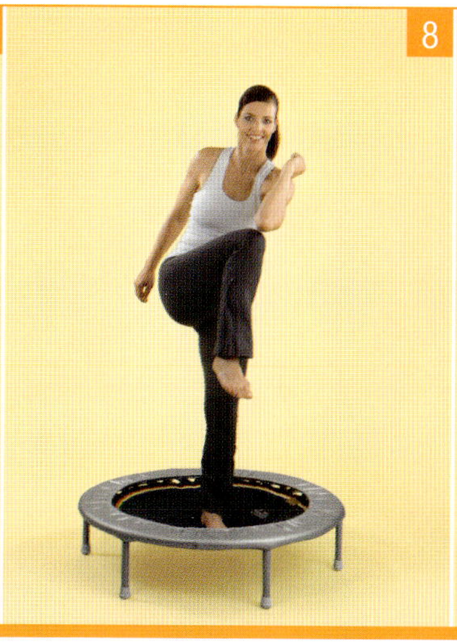

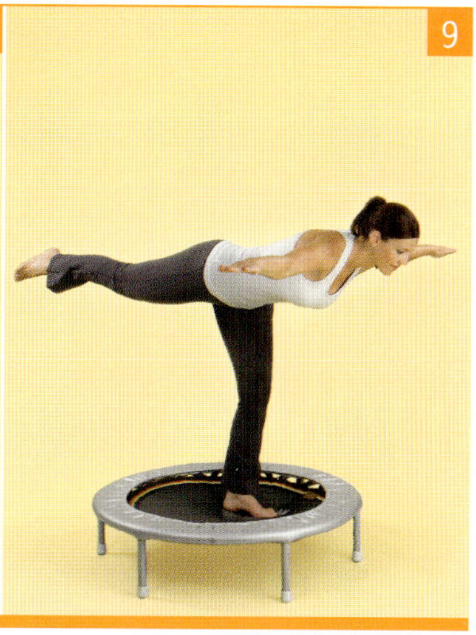

Für Fortgeschrittene

10 Wenn Sie die Schwierigkeit der »Standwaage« nochmals erhöhen möchten, strecken Sie die Arme in Kopfhöhe nach vorne aus, die Handflächen zeigen zueinander.

Halber Lotos

11+12 Sie befinden sich in der Position »Baum« (Übung 5). Legen Sie nun den rechten Fuß im halben Lotossitz am Oberschenkel ab. Nehmen Sie die Arme gestreckt über den Kopf. Die Handinnenflächen berühren sich. Mit dem Ausatmen bringen Sie die Hände nach unten vor das Brustbein. Pressen Sie Ihre Handflächen aneinander, das gibt Ihnen mehr Stabilität im Oberkörper und trainiert gleichzeitig Ihre Brustmuskulatur kräftig mit.

Mit dem nächsten Ausatmen beugen Sie Ihre Knie und schieben dabei den Po etwas nach hinten. Gleichzeitig geht Ihr Oberkörper leicht nach vorne. Halten Sie gut ausbalanciert die Position einige Atemzüge, bevor Sie die Seite wechseln.

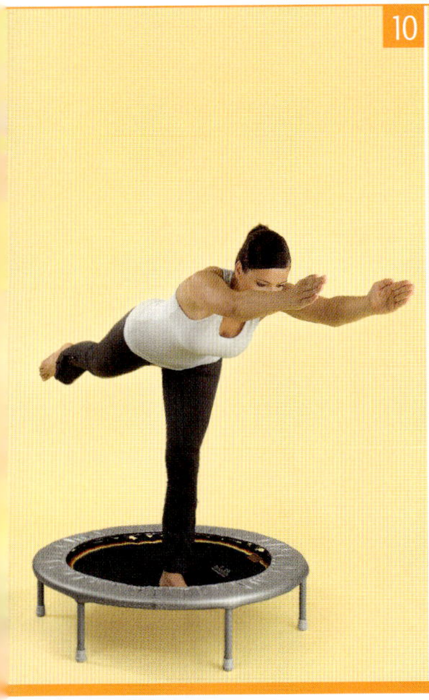

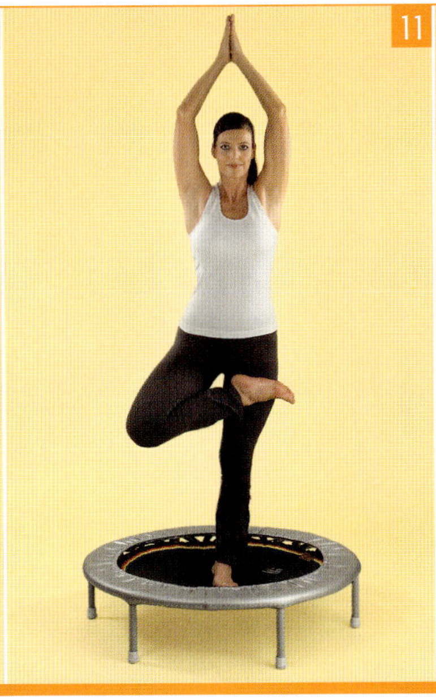

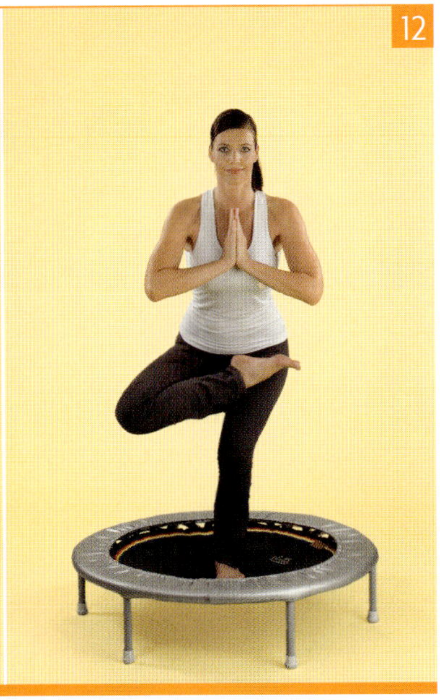

Übungstrio

Kombinieren Sie die Übungen 1, 2 und 3, ohne das Bein abzusetzen. Verändern Sie dazu auch die Armhaltung.

1 Stellen Sie sich mit dem rechten Fuß in die Trampolinmitte und verlagern Sie Ihr Gewicht auf das Bein. Bringen Sie den Körper in die Grundposition und stützen Sie die Hände in der Taille ab. Lösen Sie das linke Bein von der Matte und strecken Sie es nach vorne aus (Übung 1). Strecken Sie die Arme ebenfalls auf Schulterhöhe nach vorne aus, die Handflächen zeigen zueinander und die Schultern bleiben tief. Beginnen Sie jetzt das gestreckte Bein einige Male in kleinen Bewegungen zu heben und zu senken. Sie werden schnell die beanspruchten Muskelpartien spüren.

2 Halten Sie inne und führen Sie, ohne abzusetzen, das Bein zur Seite (Übung 2). Nehmen Sie die Arme auf Schulterhöhe zur Seite, Ihre Handflächen zeigen zu Boden. Beginnen Sie in dieser Position erneut das Heben und Senken des gestreckten Beins.

3 Neigen Sie dann Ihren Oberkörper leicht nach vorn und strecken Sie das Bein nach hinten aus (Übung 3). Strecken Sie die Arme neben dem Körper aus, die Handflächen zeigen zum Körper. Achten Sie auf einen geraden Rücken und beginnen Sie wieder das gestreckte Bein in kleinen Bewegungen zu heben und zu senken. Setzen Sie dann das Bein ab und führen Sie die Übung mit dem anderen Bein aus. Seien Sie kreativ und kombinieren Sie Ihre Lieblingsübungen miteinander.

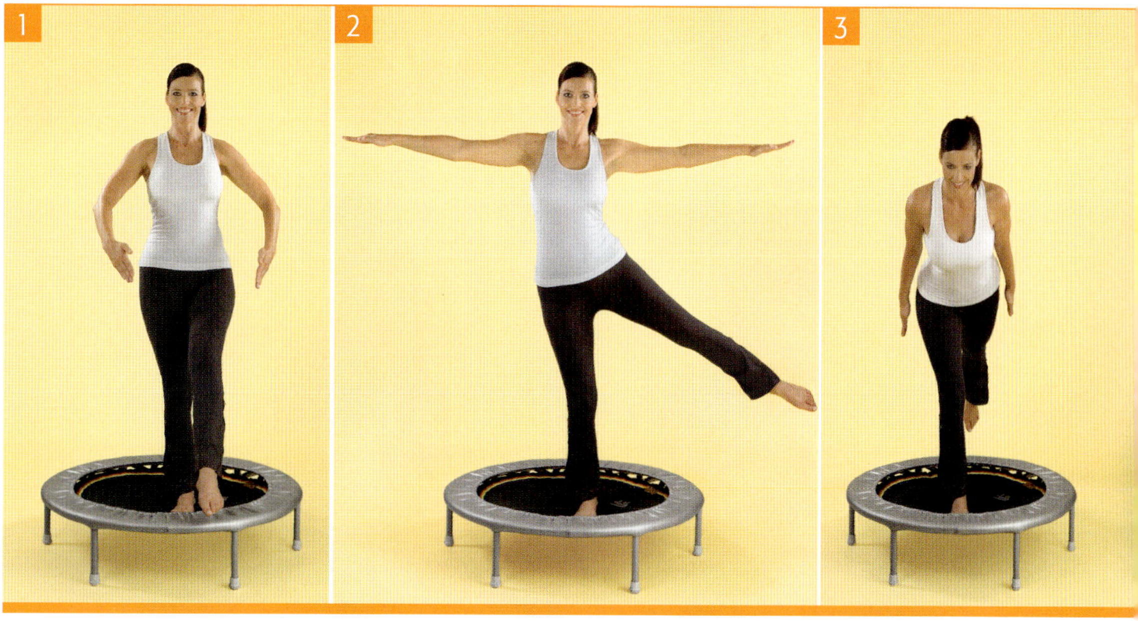

Balance Workout – Körperkräftigung

Macht Ihnen Ihr Rücken auch manchmal einen Strich durch die Rechnung? Finden Sie, dass Ihre Muskeln etwas mehr Spannung brauchen könnten? Würden Sie gerne morgens leicht wie eine Feder aus dem Bett springen? Eine gute Figur machen und ein starkes Rückgrat haben?

Kraft und Spannung gewinnen

Balance Workout, das vierte Element, dient der Kräftigung der Muskulatur. Hier werden hauptsächlich die Hauptmuskelgruppen, aber auch die tief liegende Stützmuskulatur trainiert. Durch den weichen Trampolinboden arbeitet Ihre Muskulatur so effektiv wie bei kaum einem anderen Kräftigungstraining. Schöne Konturen und straffes Gewebe sind das Ergebnis von regelmäßigem Balance Workout.

Ab diesem Element wird die Yin-Energie aktiviert. Zum ersten Mal werden Übungselemente im Sitzen und im Liegen integriert.

Kleinere, kraftvolle Bewegungen verstetigen den Chi-Fluss. Eine wohlige Wärme ist in allen

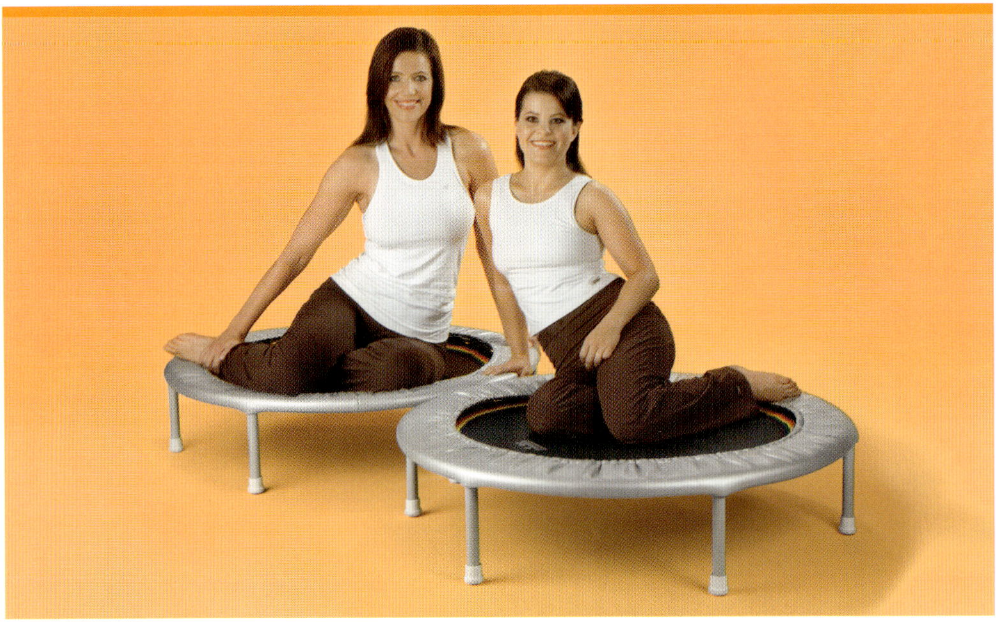

Je mehr Kraft und Energie Sie haben, desto höher ist Ihre Lebensqualität.

Körperteilen zu spüren. Der Geist ist ruhig und konzentriert.

Übungsausführung und Trainingsdauer

Sie können die folgenden Übungen ganz nach Belieben zusammensetzen. In der Reihenfolge sind Sie nicht festgelegt und Sie können sich nach Ihren Vorlieben richten.

- Führen Sie die Übungen bewusst, mit Kraft und ohne Schwung aus. Nur so erzielen Sie den gewünschten Effekt.
- Achten Sie immer wieder auf Ihre Körperspannung. Richten Sie vor jeder Übung Ihre Wirbelsäule auf, nur so trainieren Sie wirklich wirbelsäulen- und gelenkschonend.
- Überfordern Sie sich nicht! Wählen Sie die Übungsintensität Ihrem Trainingslevel entsprechend. Falscher Ehrgeiz ist hier fehl am Platz.
- Wiederholen Sie dynamische Bewegungen 15- bis 30-mal. Statische Positionen halten Sie 30 bis 45 Sekunden.
- Für das Element Balance Workout sollten Sie mindestens 7 Minuten als Trainingseinheit einplanen.

UNSER TIPP

Atmen Sie in der Aufwärtsbewegung aus und beim Tiefgehen ein: Das erleichtert die Bewegung und versorgt die Muskulatur vor der nächsten Anstrengung mit dem notwendigen Sauerstoff.

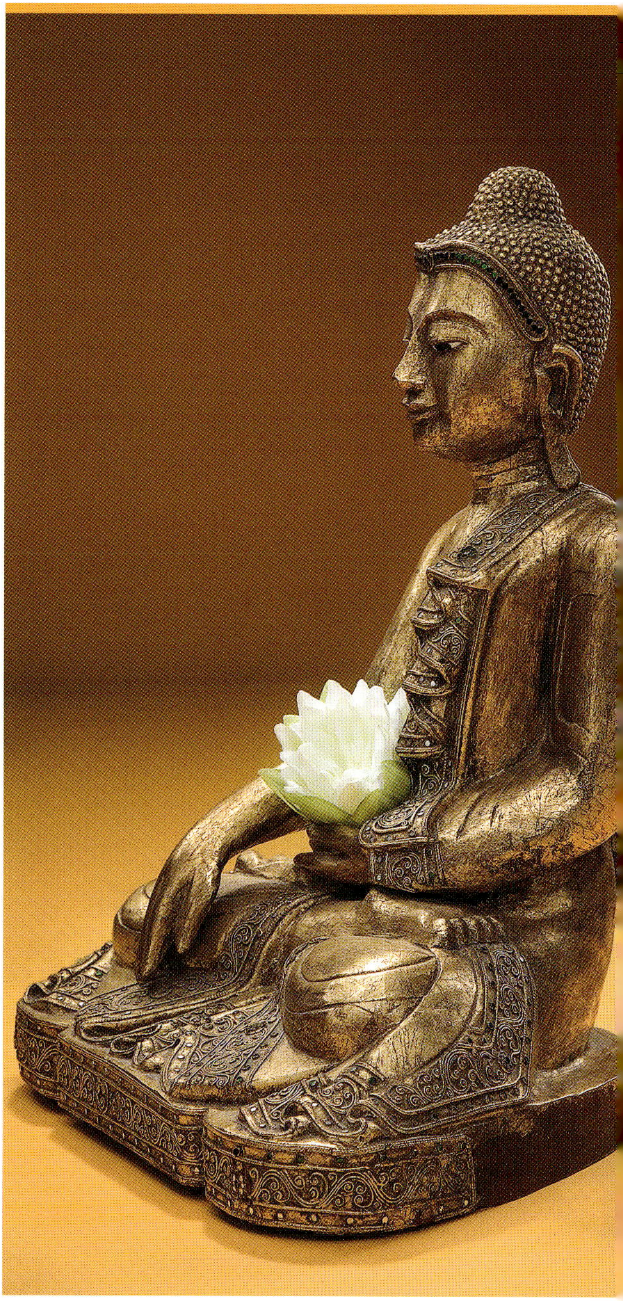

Anmut und Schönheit bereichern die Welt.

Übung 1: »Froschkönig« – Beinbeuge mit Fersenheben

Der Effekt: Diese Übung trainiert besonders die Tiefenmuskulatur, die Oberschenkel und den Po.
Sie wirkt auf die Meridiane Blase, Magen und Milz und fördert die Reinigung und Entgiftung des Körpers sowie den Transport der Energie.

Die Ausgangsposition

1 Stellen Sie sich in Grundposition auf das Trampolin. Öffnen Sie Ihre Beine etwas breiter als hüftbreit, die Zehenspitzen zeigen leicht nach außen und Ihre Knie sind leicht gebeugt. Bringen Sie Ihr Körpergewicht auf die Fersen.

Stufe 1

2 Beugen Sie nun Ihre Knie und setzen Sie den Po nach hinten ab, als würden Sie sich auf einen Stuhl setzen. Die Knie bleiben dabei hinter den Zehen und das Körpergewicht auf den Fersen. Ihr Oberkörper ist möglichst aufrecht und der Bauch ist angespannt. Richten Sie sich wieder auf.
Um das Gleichgewicht besser halten zu können, führen Sie beim Tiefgehen gleichzeitig beide Arme bis auf Schulterhöhe nach vorne.

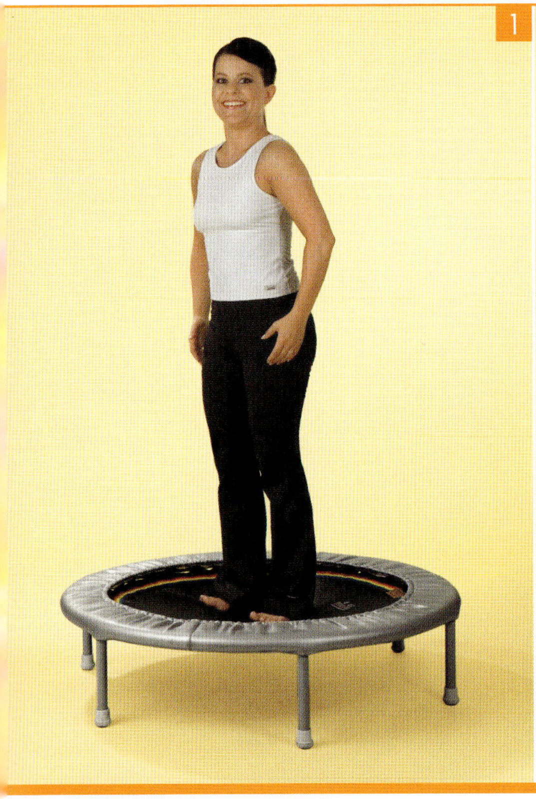
1

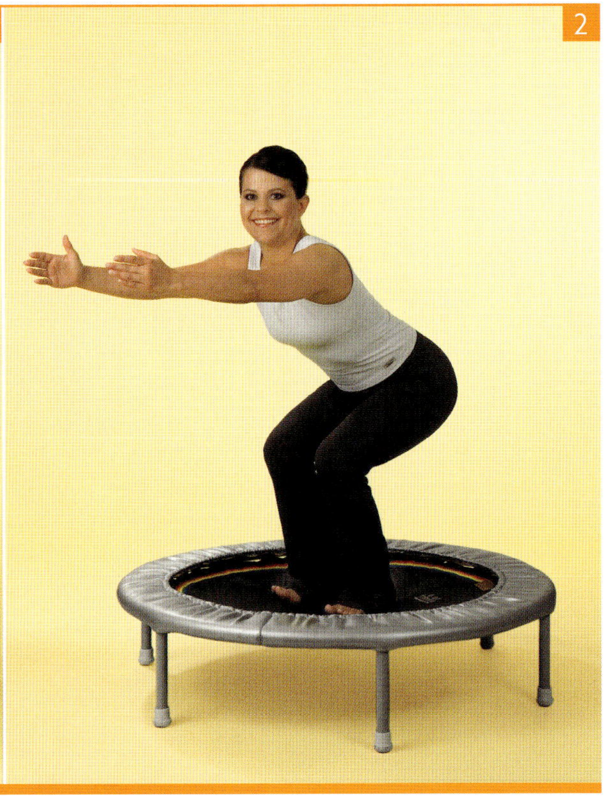
2

Die Handflächen zeigen zueinander. Wenn Sie sich aufrichten, senken Sie die Arme wieder ab.
Wiederholen Sie das Tief- und Hochgehen.

Stufe 2

3 Halten Sie die tiefe Position. Verlagern Sie Ihr Gewicht leicht nach links und heben Sie die rechte Ferse an. Setzen Sie die rechte Ferse wieder ab, bevor Sie diese erneut heben und senken. Wiederholen Sie das einige Male und wechseln Sie dann die Seite. Achten Sie auf Ihre Haltung, das Gewicht ist auf der Ferse und die Knie bleiben hinter den Zehen.

Übungsvariante: Sie können die Fersen auch abwechselnd rechts und links von der Trampolinmatte heben und senken.

Stufe 3

4 Halten Sie die tiefe Position und heben Sie nun beide Fersen an. Setzen Sie dann beide Fersen wieder ab und wiederholen Sie diese Übung. Halten Sie während der gesamten Übung den Rücken gerade, Ihre Schultern bleiben tief.

Zur Entspannung richten Sie sich auf und schütteln Sie Ihre Beine aus.

3

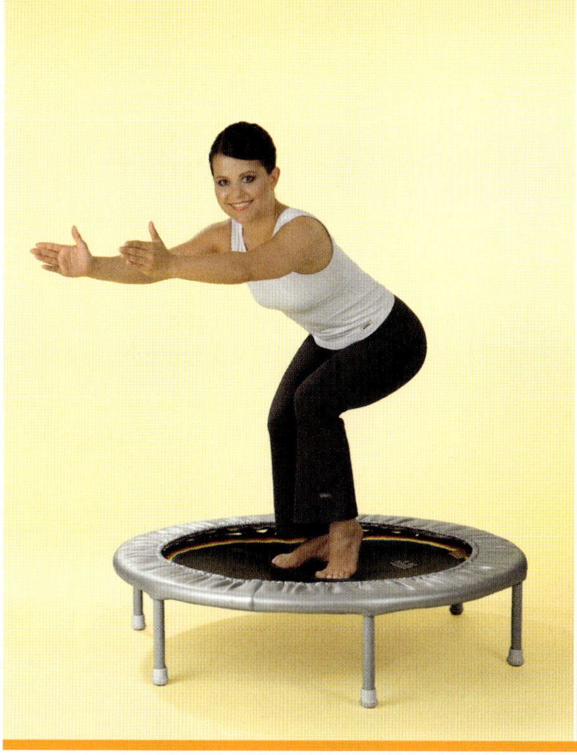

4

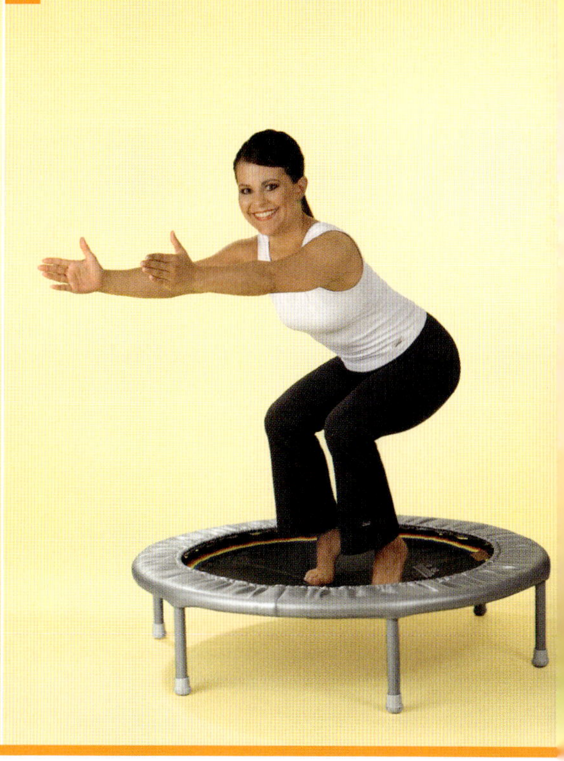

Übung 2: »Vierfüßler« – der Rückenklassiker

Der Effekt: Diese Übung trainiert besonders die Tiefenmuskulatur, den Rücken, die Oberschenkelrückseiten und den Po.
Sie wirkt auf die Meridiane Herz, Perikard und Milz und fördert so Lebensfreude und Stabilität.

Die Ausgangsposition

1 Gehen Sie in den Vierfüßlerstand.
Stützen Sie sich mit den Händen am Trampolinrand ab und bringen Sie Ihre Schultergelenke über die Hände. Platzieren Sie dann die Knie auf der Trampolinmatte unter Ihrer Hüfte. Stabilisieren Sie den Rücken, indem Sie den Bauchnabel zur Wirbelsäule ziehen. Schieben Sie noch einmal bewusst Ihre Schulterblätter nach hinten und Richtung Po. Ihre Ellenbogen sind leicht gebeugt. Blicken Sie zu Boden, sodass der Kopf eine Linie mit dem Rücken bildet.
Beginnen Sie abwechselnd das rechte Knie und dann das linke Knie stärker zu belasten und etwas in die Trampolinmitte zu drücken. Ihr Oberkörper bleibt dabei jedoch gerade.

Stufe 1

2 Jetzt verlagern Sie Ihr Gewicht wieder mehr auf das linke Knie. Heben Sie das rechte Knie von der Trampolinmatte und strecken Sie das Bein nach hinten aus. Halten Sie dabei das Becken in der bisherigen Position. Knie- und Fußgelenk bleiben locker.
Wechseln Sie dann die Seite und strecken Sie das andere Bein nach hinten aus.

Stufe 2

3 Wenn Sie diese Position gut halten können, lösen Sie zusätzlich die gegenüberliegende Hand und strecken den Arm nach vorne aus.

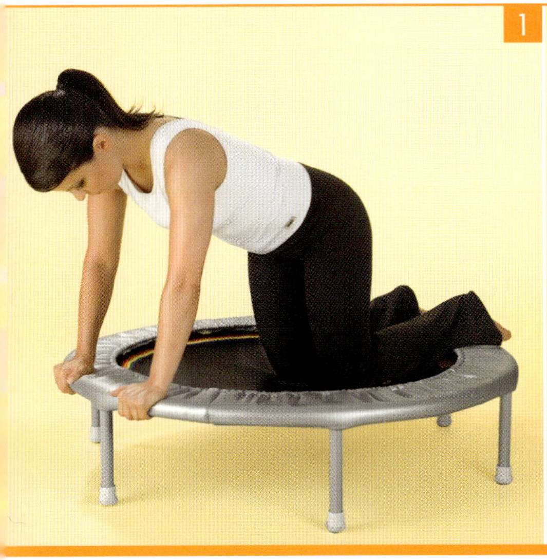

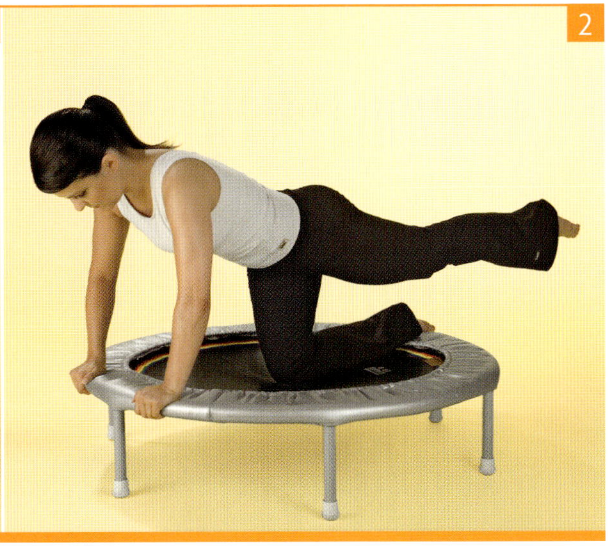

Die Schulter verbleibt dabei in der bisherigen Position. Der Daumen zeigt zur Decke. Ihr Kopf ist in Verlängerung der Wirbelsäule.
Wechseln Sie den Arm. Achten Sie auf Ihre Bauchspannung. Arm, Oberkörper und Bein bilden eine Linie. Falls Sie sich noch etwas unsicher fühlen, strecken Sie abwechselnd die Arme nach vorne, während Ihre beiden Knie sich noch auf der Trampolinmitte befinden.

Stufe 3

4 Möchten Sie noch eine Stufe weiter gehen, so beginnen Sie in kleinen Bewegungen Arm und Bein gleichzeitig nach oben zu heben und wieder zu senken. Achten Sie darauf, dass Ihr Rücken gerade bleibt, indem Sie den Bauchnabel weiter zur Wirbelsäule ziehen.
Wiederholen Sie die Übung auf der anderen Seite.

Entspannung

5 Zur Entspannung setzen Sie Ihren Po nach hinten auf die Fersen ab und schieben Sie Ihre Hände über den Trampolinrand nach vorne, ziehen Sie Ihren Rücken lang. Atmen Sie tief und entspannt.

3

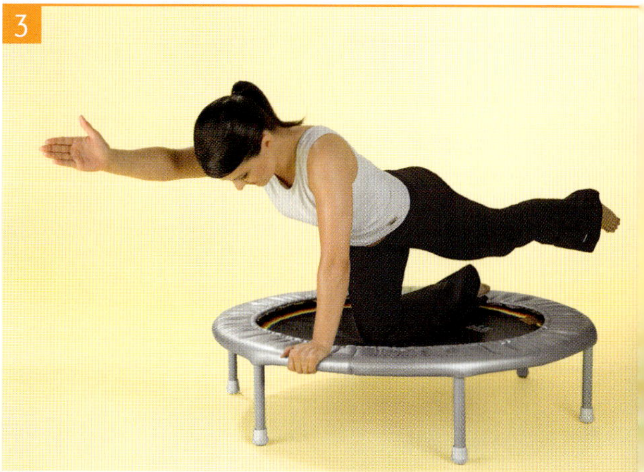

4

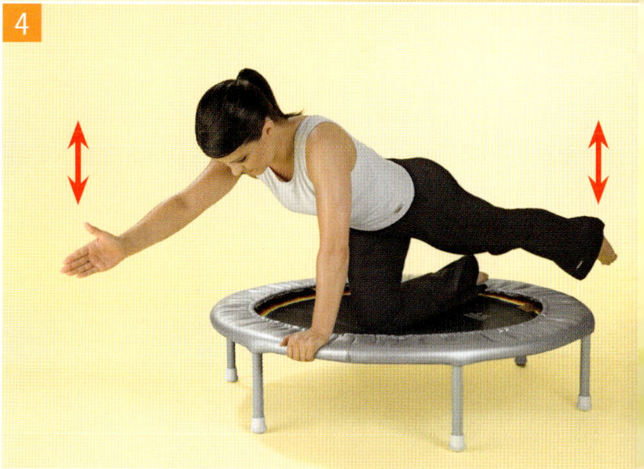

5

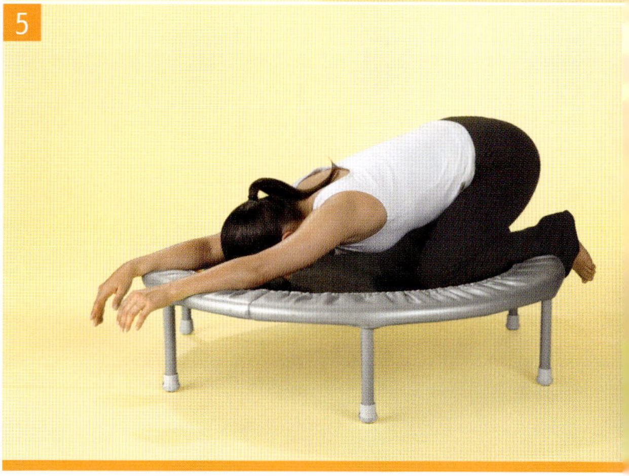

Übung 3: »Goliath« – das Brett oder großer Stütz

Der Effekt: Diese Übung trainiert besonders die Tiefenmuskulatur und dient der Ganzkörperkräftigung.
Sie wirkt auf die Meridiane Dünndarm und Dreifacherwärmer und unterstützt den Lymphfluss und das Immunsystem. Gift- und Schadstoffe werden aus dem Körper geschleust.

Die Ausgangsposition

1 Knien Sie sich auf die Trampolinmatte. Rutschen Sie nun mit Ihren Knien ganz nach vorne an den Trampolinrand – Ihre Knie befinden sich jedoch noch auf der Matte.
Setzen Sie Ihre Hände mit ausgestreckten Armen auf den Boden auf.

Stufe 1

2 Ziehen Sie den Bauchnabel fest zur Wirbelsäule und halten Sie den Rücken gerade, während Sie mit den Händen auf dem Boden nach vorne wandern, bis Ihr Oberkörper mit den Oberschenkeln eine Linie bildet.
Ihre Hände sind unter den Schultern platziert, die Arme leicht gebeugt.
Halten Sie die Spannung im Oberkörper, indem Sie den Bauchnabel kräftig zur Wirbelsäule ziehen. Vermeiden Sie es, im Rücken durchzuhängen – kein Hohlkreuz!

Stufe 2

3 Stellen Sie dann die Zehenspitzen auf der Trampolinmatte auf, die Füße sind hüftbreit geöffnet.
Heben Sie nacheinander beide Knie von der Trampolinmatte weg und halten Sie die Spannung. Ihr Körper ist eine Linie – Beine, Po, Oberkörper.

Überprüfen Sie Ihre Haltung: Ziehen Sie die Schultern noch einmal bewusst nach hinten und Richtung Po, die Bauchmuskulatur ist angespannt und der Rücken somit gerade. Knie und Ellenbogengelenke sind locker.

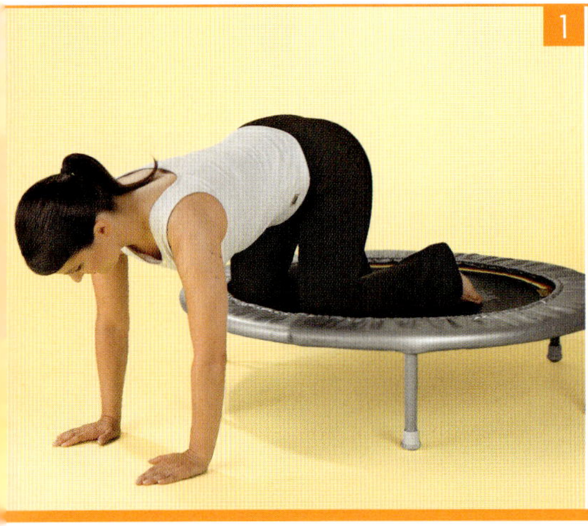
1

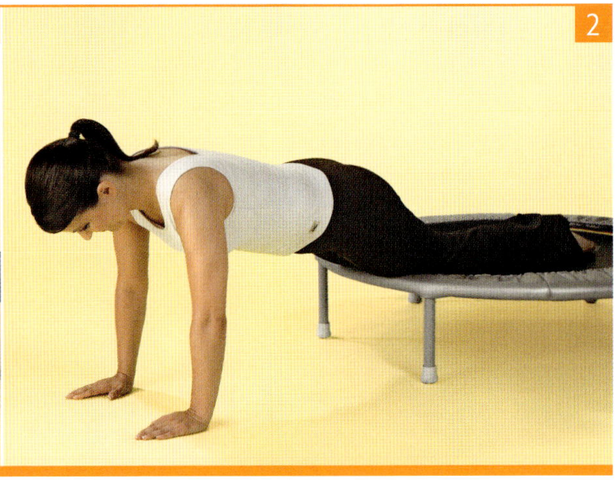
2

Stufe 3

4 Fortgeschrittene können nun noch einen Fuß von der Trampolinmatte lösen und einige Sekunden knapp über der Trampolinmatte halten. Wechseln Sie dann den Fuß. Sie können dies beliebig oft durchführen. Achten Sie dabei jedoch auf Ihre Haltung: Der Körper ist eine Linie, der Rücken ist gerade und die Bauchmuskulatur ist angespannt. Halten Sie die Spannung über die gesamte Übungsdauer.

Zur Entspannung setzen Sie Ihren Po nach hinten auf die Fersen ab und schieben Ihre Hände am Trampolinrand vorbei nach vorne, strecken Sie Ihren Rücken lang. Atmen Sie tief und entspannt.

Entspannung

5 Zur Entspannung setzen Sie Ihren Po nach hinten auf die Fersen ab und schieben Sie Ihre Hände über den Trampolinrand nach vorne, ziehen Sie Ihren Rücken lang, indem Sie das Steißbein bewusst nach hinten schieben. Atmen Sie tief und entspannt.

Für Ihre Sicherheit

Achtung: Lösen Sie die Knie immer nacheinander von der Trampolinmatte, um Bandscheiben und Wirbelkörper zu schonen. Ebenso gilt dies beim Absetzen der Knie auf der Trampolinmatte.

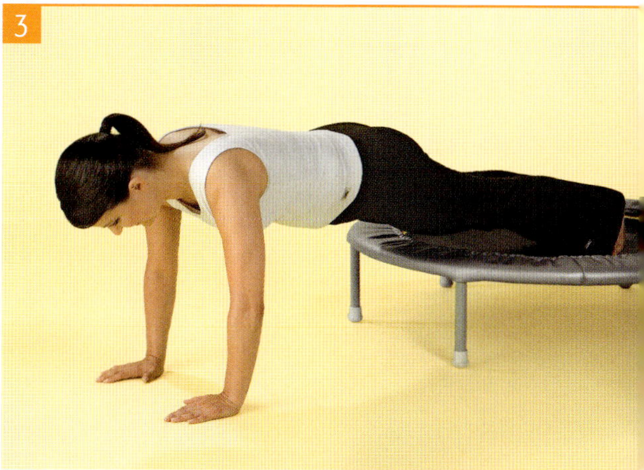
3

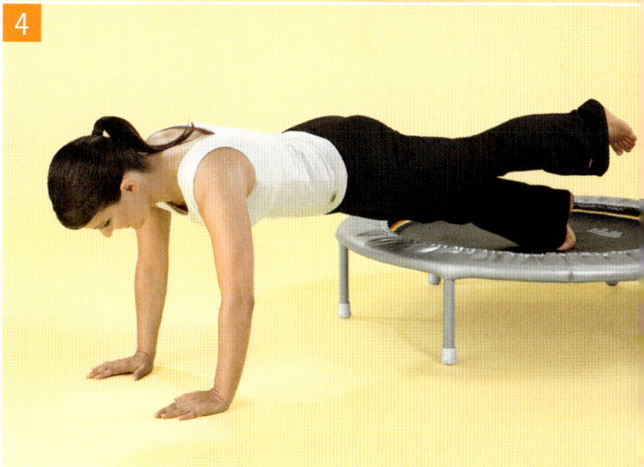
4

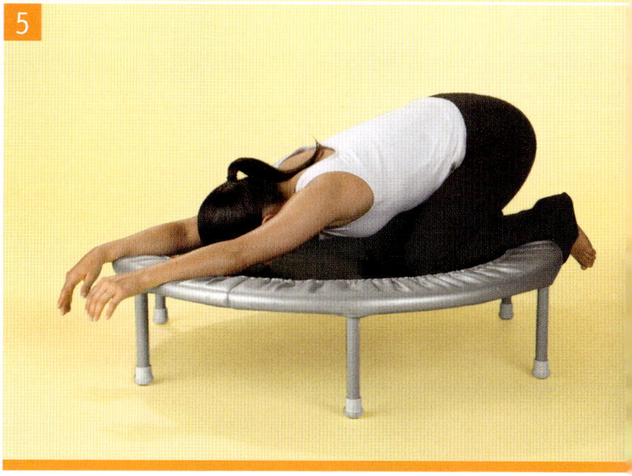
5

Übung 4: »Meerjungfrau« – seitlicher Drehsitz

Der Effekt: Diese Übung trainiert besonders die Tiefenmuskulatur sowie die seitliche und gerade Bauchmuskulatur.
Sie wirkt auf die Meridiane Gallenblase und Blase und erhöht so die Belastbarkeit und fördert die Reinigung und Entgiftung des Körpers.

Die Ausgangsposition

1 Setzen Sie sich auf das Trampolin. Ihre Füße stehen auf dem Boden. Stützen Sie sich mit Ihren Händen nach hinten auf dem Trampolin ab. Die Ellenbogen sind leicht gebeugt. Bringen Sie Ihren Oberkörper in eine aufrechte Position: Öffnen Sie Ihr Brustbein nach oben und spannen Sie die Bauchmuskulatur an. Der Rücken ist gerade und die Schultern sind nach hinten und unten gezogen.

Stufe 1

2 Lösen Sie Ihre Beine nacheinander vom Boden. Ihre Beine sind geschlossen und die Fußgelenke sind locker.
Bewegen Sie nun Ihre Knie zur rechten Seite. Das Becken folgt der Bewegung. Der Oberkörper und die Arme bleiben ruhig.
Wechseln Sie dann über die Mitte zur anderen Seite. Achten Sie dabei besonders auf Ihre Haltung und ziehen Sie Ihre Schultern nach hinten und unten.
Wiederholen Sie die Bewegung.

Für Ihre Sicherheit

Achtung: Lösen Sie die Füße immer nacheinander vom Boden, um Bandscheiben und Wirbelkörper zu schonen. Ebenso gilt dies beim Absetzen der Füße.

1

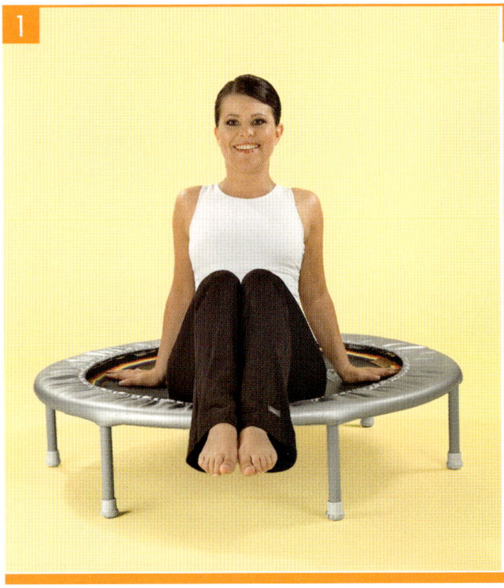

2

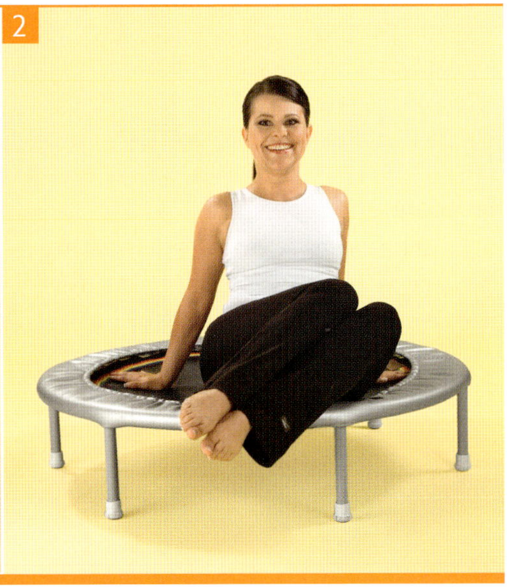

Stufe 2

3 Bewegen Sie wie in Stufe 1 Ihre Knie angewinkelt zu einer Seite, halten Sie die Position und strecken Sie Ihre Beine lang aus. Winkeln Sie dann die Beine wieder an. Bewegen Sie die angewinkelten Beine über die Mitte zur anderen Seite und strecken und beugen Sie auch hier die Beine erst zu einer und dann zur anderen Seite.

Wiederholen Sie dies einige Male. Halten Sie den Oberkörper aufrecht und den Rücken gerade. Korrigieren Sie gegebenenfalls Ihre Rückenhaltung.

Stufe 3

4 Ihre Beine sind wie in Stufe 2 zu einer Seite gestreckt. Wählen Sie eine für Sie angenehme Höhe. Nehmen Sie Ihre Beine lieber etwas höher und vermeiden Sie dadurch ein Hohlkreuz.

Führen Sie nun Ihre gestreckten Beine in ruhigem Tempo in einem Halbkreis zur anderen Seite und wieder zurück.

Achten Sie während der gesamten Übung auf einen geraden Rücken und eine aufrechte Haltung.

Entspannung

5 Zur Entspannung setzen Sie sich mit dem Po vorne an den Trampolinrand und legen Sie den Oberkörper auf die Oberschenkel, umarmen Sie Ihre Beine. Atmen Sie tief ein und aus.

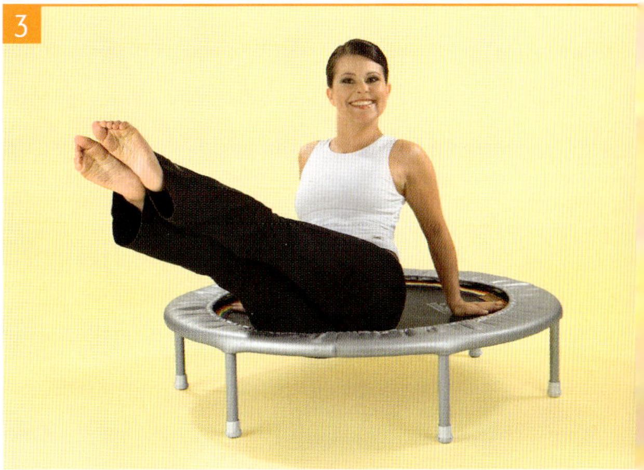

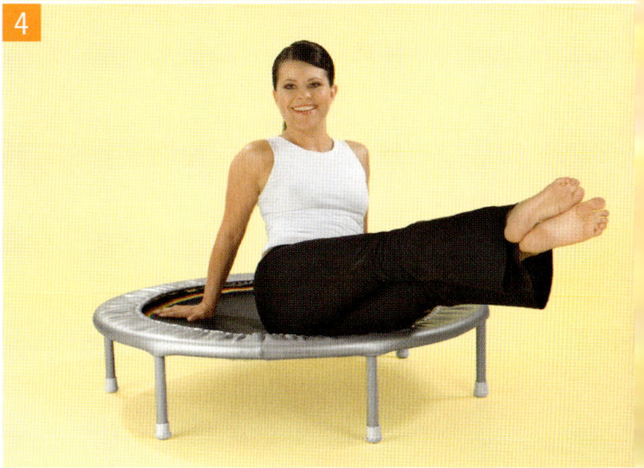

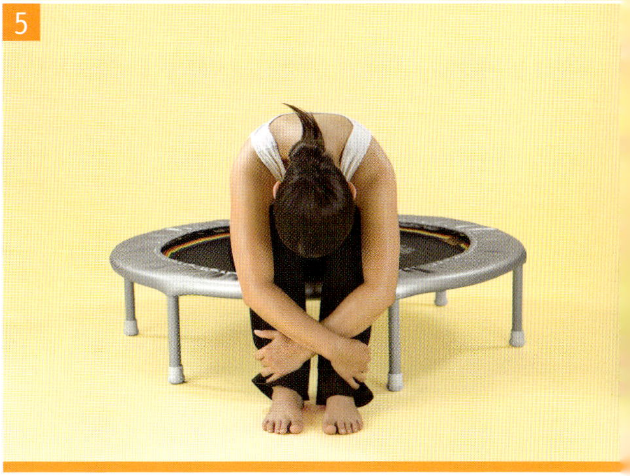

Übung 5: »Beauty Queen« – Crunches

Der Effekt: Diese Übung trainiert besonders die Tiefenmuskulatur sowie die gerade und seitliche Bauchmuskulatur.
Sie wirkt auf die Meridiane Blase und Gallenblase und erhöht so die Belastbarkeit und fördert die Reinigung und Entgiftung des Körpers.

Die Ausgangsposition

1 Sie liegen in Rückenlage auf dem Trampolin, Ihr Kopf liegt auf dem Rand auf. Stellen Sie Ihre Füße flach am Boden auf, die Beine sind hüftbreit geöffnet. Spannen Sie den Bauch bereits jetzt an, indem Sie den Bauchnabel Richtung Wirbelsäule ziehen.
Positionieren Sie Ihre Hände im Nacken: Die Daumen sind an den Ohren, die Ellenbogen sind und bleiben außen. Mit dem nächsten Ausatmen heben Sie Kopf und Schulterblätter von der Trampolinmatte weg. Zwischen Kinn und Brust sollte eine Faustbreit Platz sein, blicken Sie leicht nach oben. Nacken und oberer Schultergürtel bleiben dabei locker. Die Hände stützen den Kopf nur leicht, vermeiden Sie es, mit den Händen/Armen zu ziehen.
Dies ist unsere Ausgangsposition. Heben Sie den Oberkörper von hier aus wenige Zentimeter an und senken Sie ihn wieder ab. Wiederholen Sie das einige Male. Führen Sie die Übungen bewusst langsam und mit Kraft aus. Die Kraft kommt aus dem Bauch. Um es abwechslungsreicher zu gestalten, können Sie dabei auch im Tempo variieren (siehe Seite 85).

1

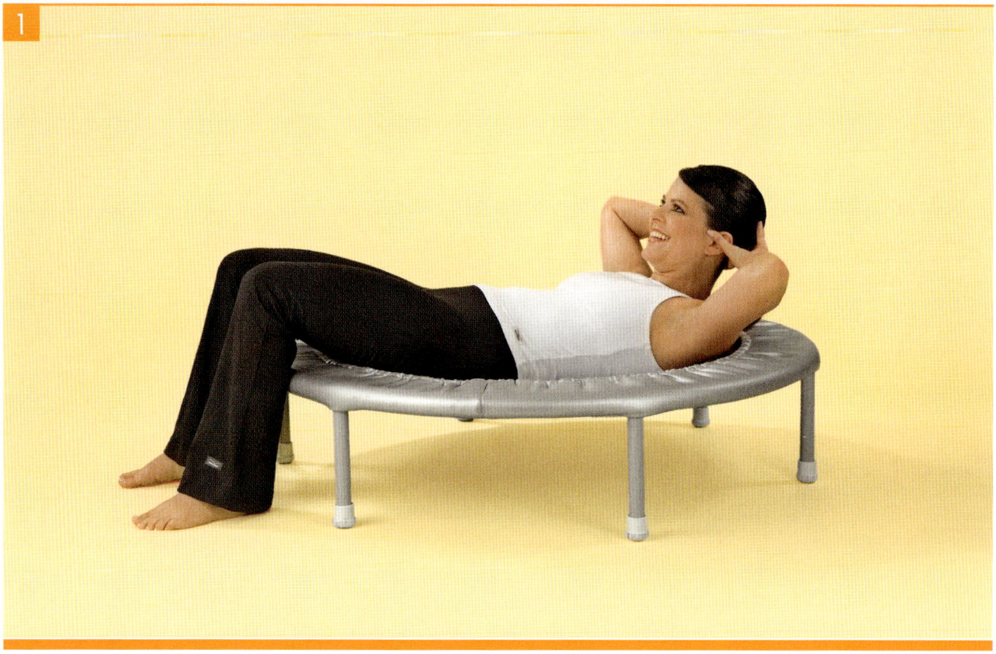

Übungsvariante 1

1 **Stufe 1:** Ihr Oberkörper liegt auf dem Trampolin. Lösen Sie ein Bein vom Boden und strecken Sie es gerade nach oben zur Decke. Heben und senken Sie den Oberkörper wie auf Seite 82 beschrieben.
Halten Sie möglichst während der gesamten Übung die Schulterblätter von der Trampolinmatte gelöst.

2 **Stufe 2:** Lösen Sie zusätzlich den Gegenarm und strecken Sie ihn zur Decke. Heben und senken Sie den Oberkörper und versuchen Sie mit der Fingerspitze die Zehenspitze zu erreichen.

3 **Stufe 3:** Während Sie den Oberkörper weiter heben und senken, ziehen Sie mit dem Arm außen am gegenüberliegenden Bein vorbei.

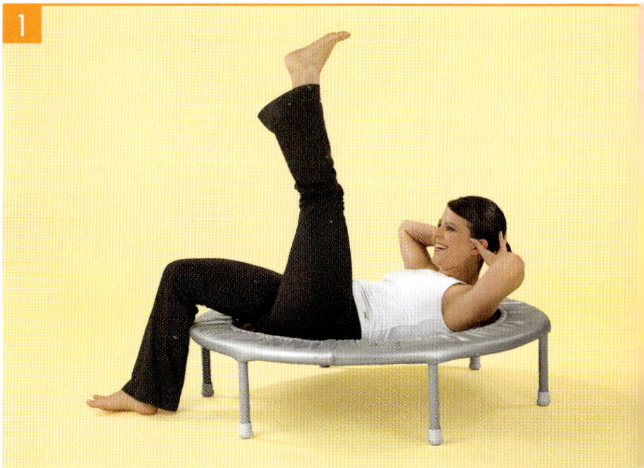
1

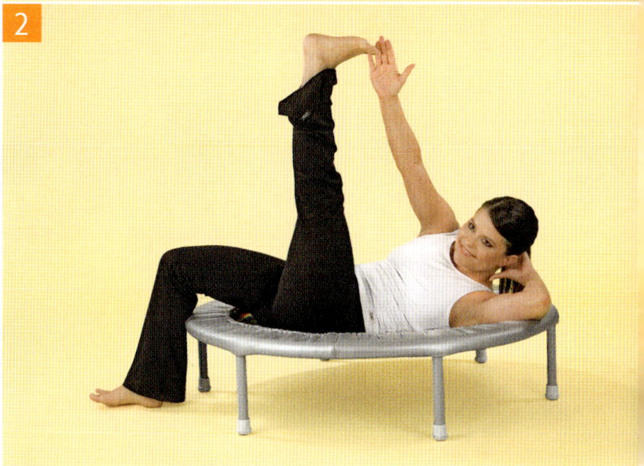
2

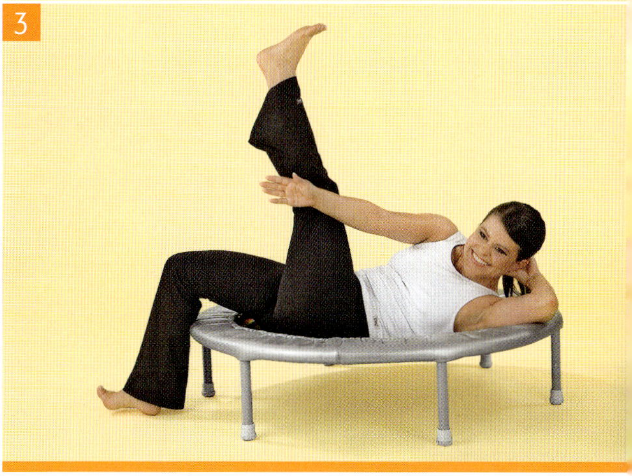
3

UNSER TIPP

Es besteht auch die Möglichkeit, die Übungen zu variieren, indem Sie das Tempo (mal schneller, mal langsamer) verändern. Sie können z. B.:

- schnell anheben und langsamer absenken;
- langsam anheben und schneller absenken;
- anheben, halten, absenken, halten;
- anheben, 2–3 kleine Bewegungen weiter nach oben heben, absenken.

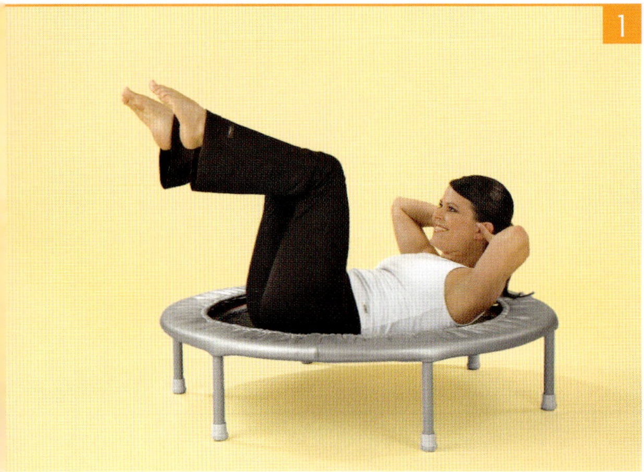

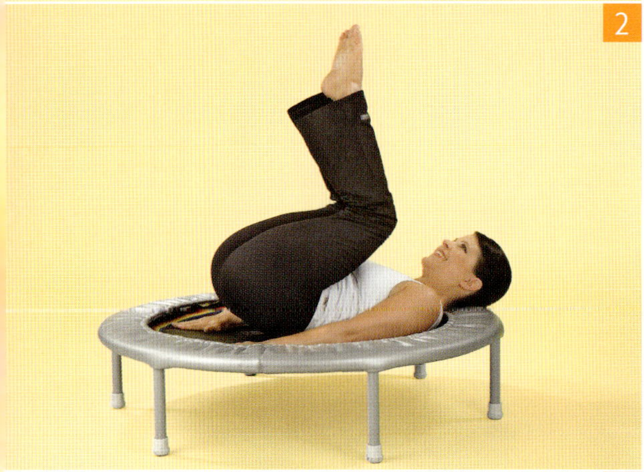

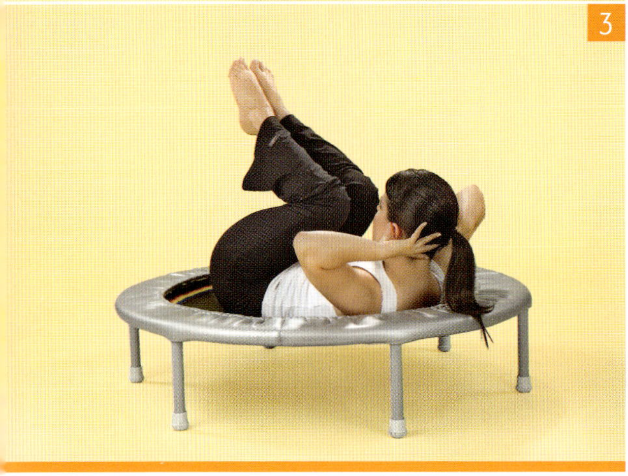

Übungsvariante 2

1 **Stufe 1:** Ihr Oberkörper liegt auf dem Trampolin. Lösen Sie nacheinander beide Beine vom Boden und nehmen Sie die Knie im 90-Grad-Winkel über das Becken. Die Beine sind hüftbreit geöffnet. Heben und senken Sie den Oberkörper wie auf Seite 82 beschrieben.

2 **Stufe 2:** Legen Sie den Oberkörper ab, die Arme liegen rechts und links eng neben dem Körper auf der Matte. Die Knie sind über dem Becken. Ziehen Sie nun Ihre Knie zur Brust und heben Sie den Po von der Matte weg. Halten Sie diese Position 3 Sekunden, bevor Sie den Po wieder bis kurz über die Matte absenken. Wiederholen Sie diese Übung einige Male.

3 **Stufe 3:** Kombinieren Sie Stufe 1 und 2, indem Sie gleichzeitig den Oberkörper anheben und die Knie zur Brust ziehen. Senken Sie Po und Oberkörper wieder langsam bis kurz über die Matte ab, bevor Sie sich erneut langsam zusammenrollen.

Übungsvariante 3

1 **Stufe 1:** Ihr Oberkörper liegt auf dem Trampolin. Lösen Sie nacheinander beide Beine vom Boden und nehmen Sie die Knie über das Becken. Strecken Sie nun das rechte Bein lang nach vorne aus und ziehen Sie das linke Knie Richtung Brust. Senken Sie das gestreckte Bein nur so weit, wie es Ihre Bauchmuskulatur halten kann und der Rücken auf der Matte bleibt. Wechseln Sie dann die Beine.

2 **Stufe 2:** Heben Sie nun zusätzlich den Oberkörper an. Wenn Sie möchten, können Sie die Arme mit einsetzen. Ist Ihr rechtes Knie zur Brust gezogen, so legen Sie die rechte Hand von außen an die Fessel, die linke Hand von innen an das Knie. Der Oberkörper bleibt dabei ruhig. Wechseln Sie die Seite.

3 **Stufe 3:** Sie können nun noch den Oberkörper hinzunehmen. Heben Sie Ihren Oberkörper etwas weiter nach oben, wenn Sie ein Knie zur Brust ziehen. Drehen Sie dabei die gegenüberliegende Schulter zum Knie (rechtes Knie, linke Schulter).

UNSER TIPP

Denken Sie daran, nur mit der Bauchmuskulatur zu arbeiten. Sobald Sie merken, dass die Arme ziehen oder Sie anfangen, aus dem Nacken heraus zu arbeiten, machen Sie eine kleine Pause.

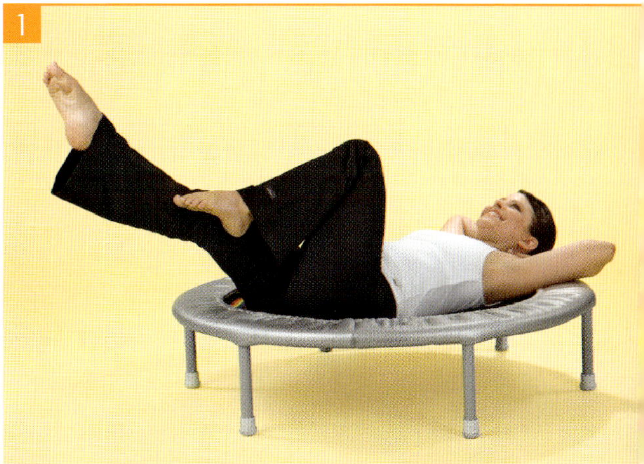

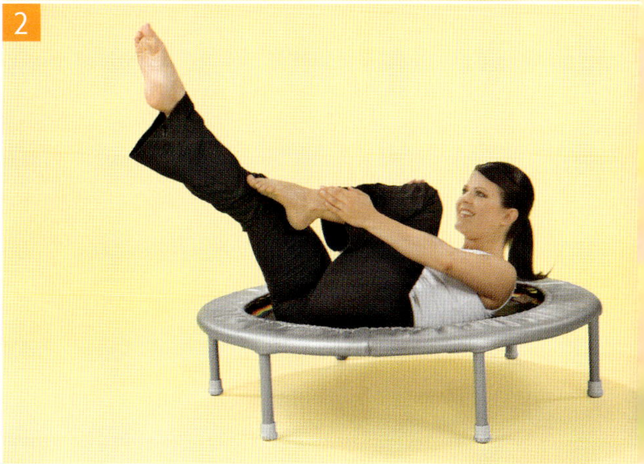

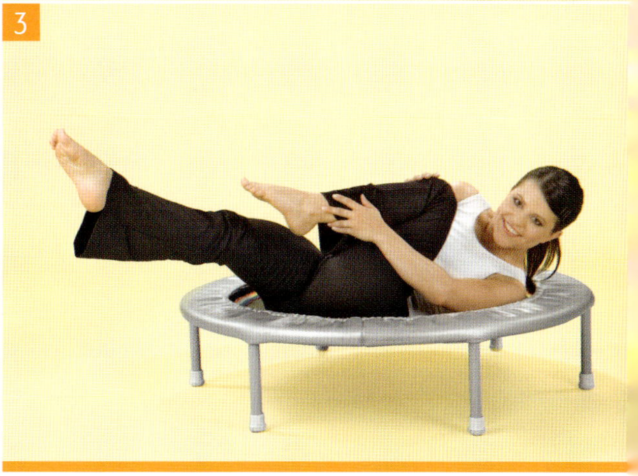

Balance Relax – Entspannung

Wissen Sie vor lauter Stress oft nicht mehr, wo Ihnen der Kopf steht? Möchten Sie endlich wieder ohne Verspannungen aus dem Haus gehen? Wie wäre es, mal wieder die Seele baumeln zu lassen und richtig durchzuatmen? Einfach loszulassen und zu entspannen?

Ganz locker und entspannt

Mit Lockerungs- und Entspannungsübungen rundet das fünfte Element Balance Relax das Training ab. Sanfte Dehnübungen machen die Muskulatur wieder geschmeidig, leichtes Ausschütteln lockert Gelenke, Sehnen und Bänder. Stille und Ruhe lassen das Chi von selbst fließen. Es wird dem Körper erlaubt, in der Yin-Energie zu verweilen und den Stress des Alltags (zu viel Yang-Energie) auszugleichen. Das Gleichgewicht von Yin und Yang wird nun wieder hergestellt. Die Selbstheilungskräfte des Körpers werden aktiviert, die Organe sind harmonisiert, Blockaden und Verspannungen werden sanft und wie von selbst gelöst.

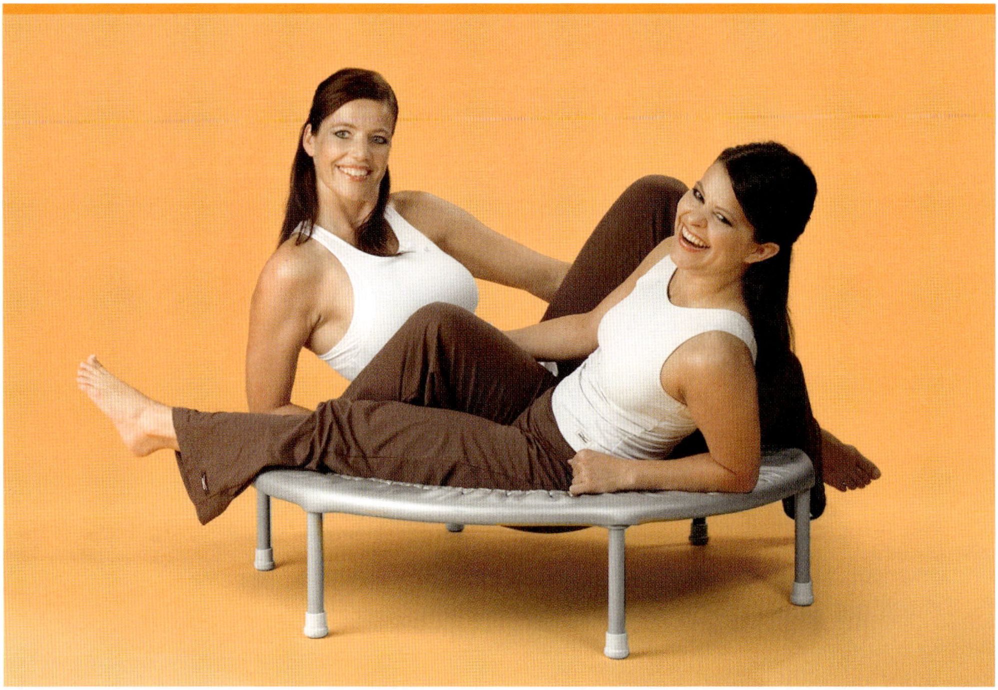

Entspannter Körper, entspannter Geist – Balance Relax erfrischt und harmonisiert.

Übungsausführung und Trainingsdauer

Führen Sie die Übungen in der beschriebenen Reihenfolge aus und genießen Sie das angenehme Wohlgefühl nach dem Training, lassen Sie Ihren Gedanken freien Lauf.
Genießen Sie die Entspannung in Übung 3 und schließen Sie einfach mal die Augen. Je länger Sie sich erlauben, zu verweilen, desto mehr machen Körper, Geist und Seele Urlaub. Spüren Sie noch einmal bewusst die Energie, bevor Sie mit den letzten Lockerungs- und Dehnübungen langsam wieder aufstehen.
Nehmen Sie sich für Balance Relax mindestens 4 Minuten Zeit.

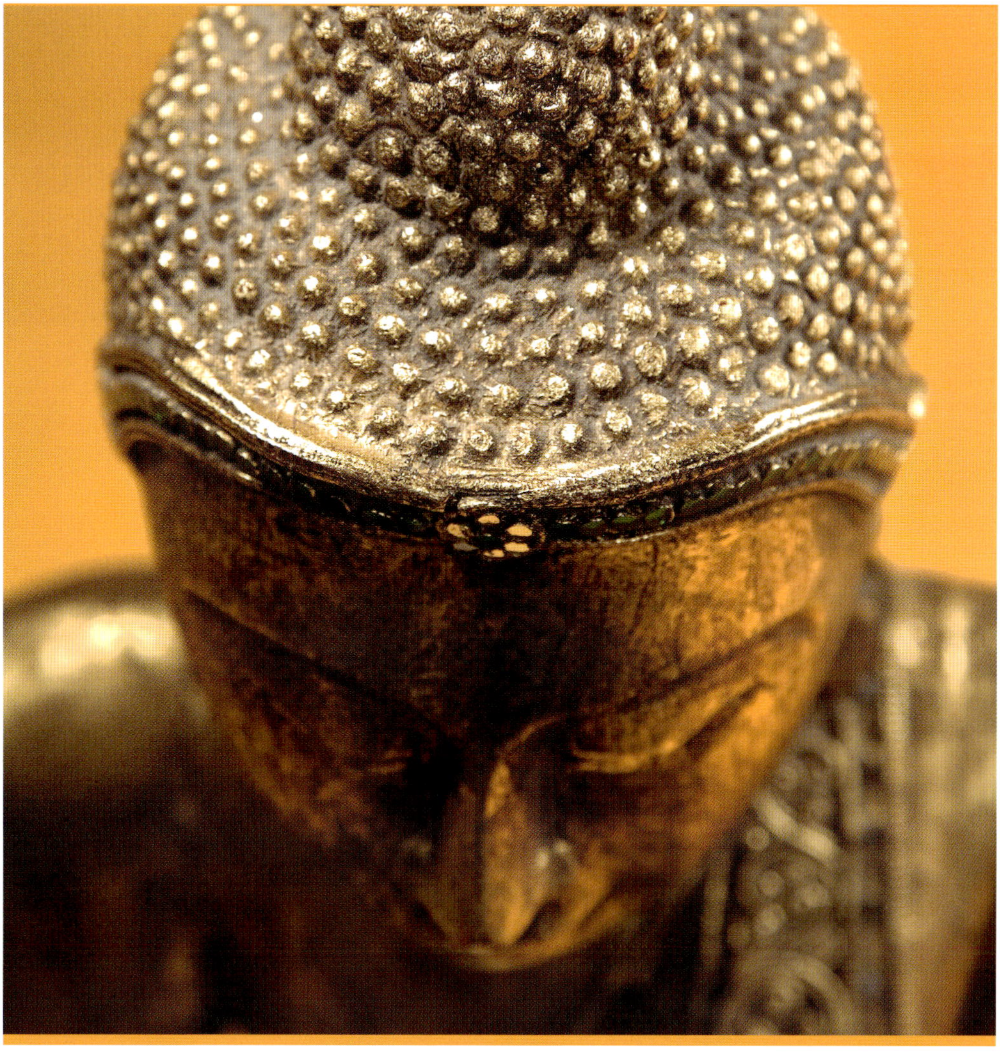

Übung 1: Kniekreis

1 Sie liegen in Rückenlage, der Kopf liegt bequem am Trampolinrand auf. Ziehen Sie Ihre Knie nacheinander zur Brust und legen Sie Ihre Handflächen auf den Knien ab. Beginnen Sie mit den Händen beide Beine zusammen kreisen zu lassen. Die Bewegung wird von den Händen angeführt.
Wechseln Sie für 20–30 Sekunden zwischen großen und kleinen Kreisbewegungen in die jeweils verschiedenen Richtungen. Kommen Sie wieder zur Mitte zurück.

Übung 2: Ausschütteln im Liegen

2 Strecken Sie nacheinander Arme und Beine zur Decke und schütteln Sie diese kräftig aus. Nehmen Sie die Arme zurück zum Körper und stellen Sie nacheinander die Füße auf dem Boden auf.

UNSER TIPP

Lenken Sie während der Entspannungsphase die Aufmerksamkeit nach innen und beobachten Sie Ihre Atmung. Sie können die Entspannung noch vertiefen, indem Sie lange ausatmen – Ausatmung und Einatmung haben die gleiche Länge.

1

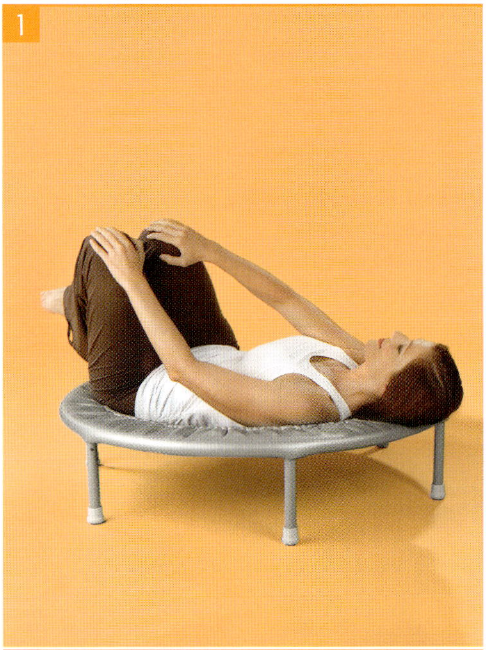

2

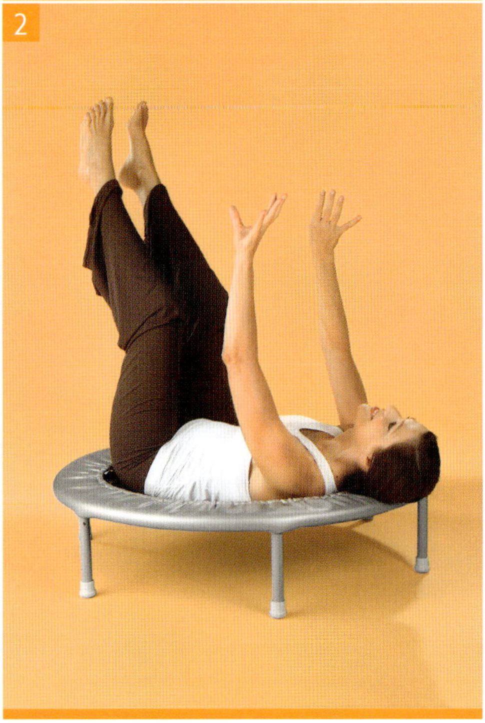

Übung 3: Strecken und Entspannen

3+4 Strecken Sie nun die Arme über den Kopf und die Beine lang über den Trampolinrand aus. Recken und strecken Sie sich.
Führen Sie dann die Arme wieder zum Körper zurück und stellen Sie die Beine etwas an, sodass sich Ihre Oberschenkel vom Trampolinrand abheben. So kann das Blut ungehindert in die Füße zirkulieren. Ihre Arme liegen bequem am Körper.

Genießen Sie noch einige Minuten die Entspannung und beobachten Sie Ihre Atmung.

Übung 4: Rückenschaukel

5–7 Ziehen Sie dann nacheinander die Knie zur Brust und umgreifen Sie mit den Händen Ihre Oberschenkel von hinten. Öffnen Sie die Beine hüftbreit und heben Sie den Kopf an. Beginnen Sie mit einer sanften Schaukelbewegung seitlich. Die Füße sind entspannt und locker.

Schaukeln Sie Ihren Körper dann vor und zurück. Lassen Sie die Bewegungen immer größer werden, bis Sie mit Schwung zum Sitzen kommen.

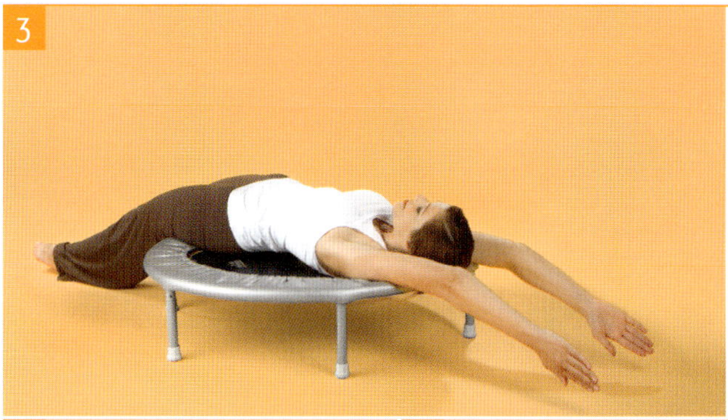
3

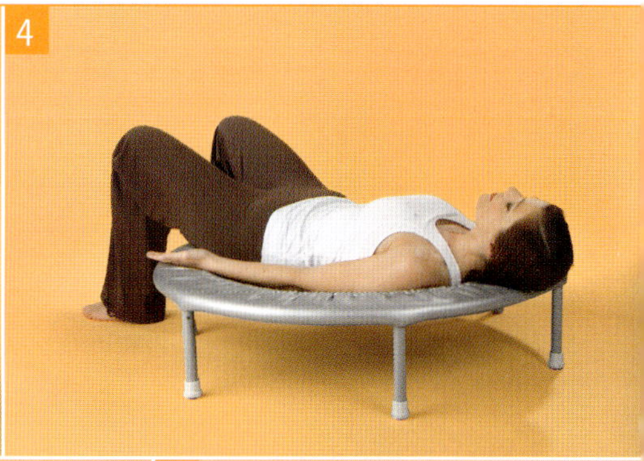
4

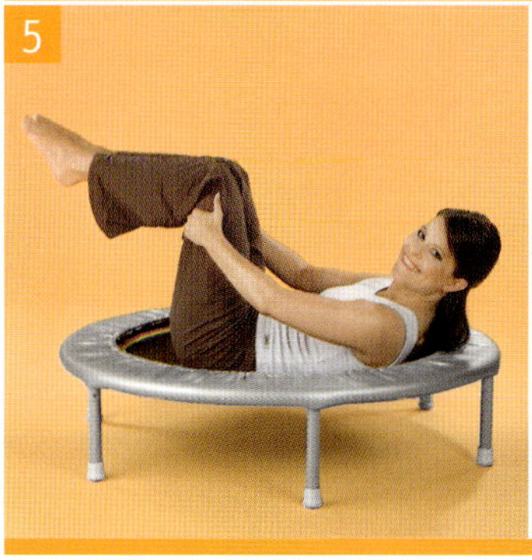
5

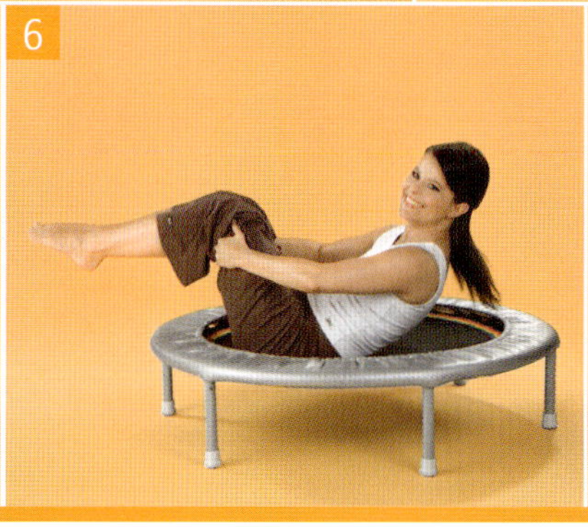
6

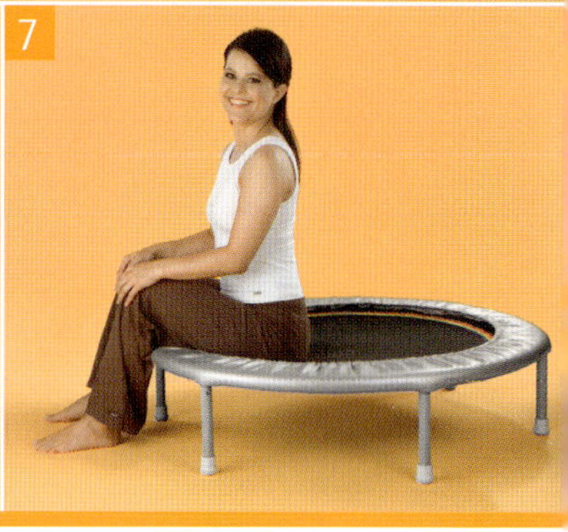
7

Übung 5: Wirbelsäulendehnung

1+2 Nehmen Sie die Beine über die Seite auf das Trampolin, indem Sie den Oberkörper zur Seite neigen.
Greifen Sie mit den Händen an den Trampolinrand und kommen Sie in den Vierfüßlerstand. Stellen Sie Ihre Beine nacheinander auf die Trampolinmatte auf und gehen Sie in eine tiefe Hocke. Verlagern Sie Ihr Gewicht nach hinten und spüren Sie eine angenehme Dehnung im Rücken, vor allem in der Lendenwirbelsäule. Lassen Sie den Kopf entspannt hängen.

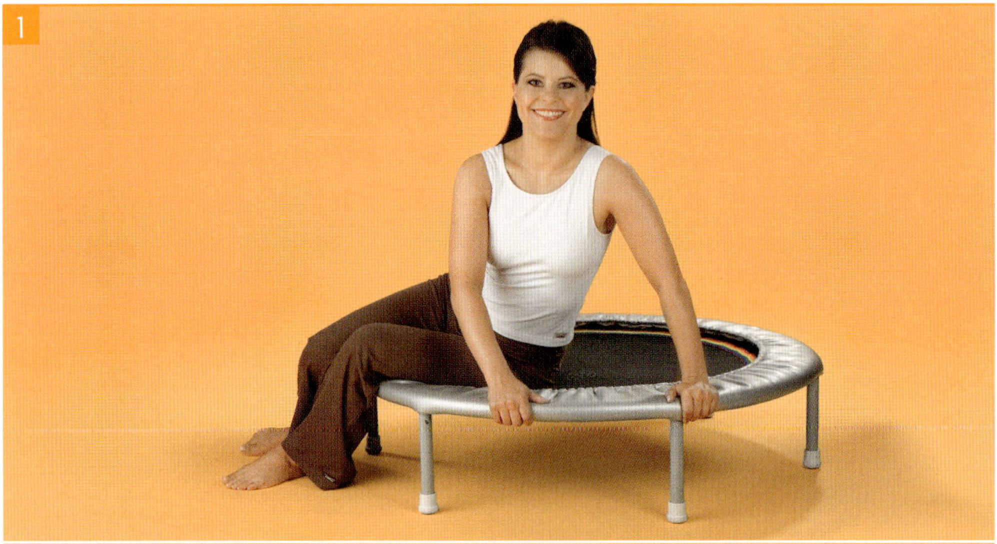

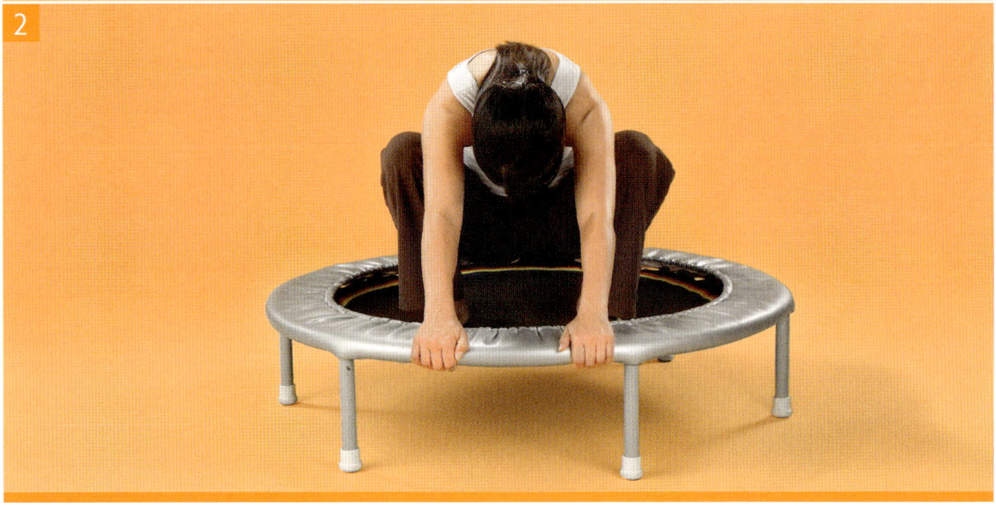

Übung 6: Beindehnung

1–3 Bringen Sie Ihr Gewicht wieder nach vorne und strecken Sie die Beine. Verlagern Sie dann noch einmal das Gewicht nach hinten und spüren Sie die Dehnung in der gesamten Beinrückseite.
Beugen Sie die Knie leicht und rollen Sie sich langsam Wirbel für Wirbel nach oben auf.

Zum Abschluss lockern Sie Ihren Körper und schütteln Sie Arme und Beine aus.

BRAVO!

Herzlichen Glückwunsch, Sie haben das Training geschafft und dabei eine Menge an Glückshormonen produziert. Spüren Sie die Energie und stecken Sie auch Ihre Freunde und Bekannten an.
Und übrigens: Von Balance Swing™ profitieren Sie natürlich am meisten, wenn Sie regelmäßig trainieren und das Trampolin nicht »einrosten« lassen!

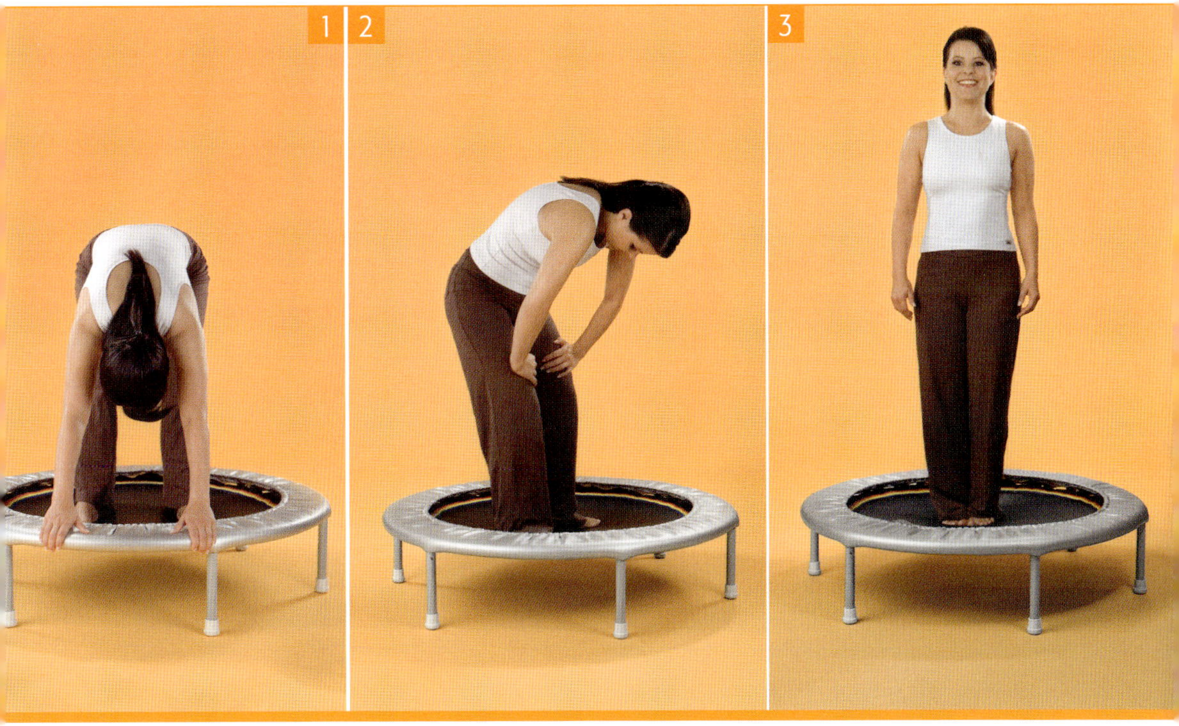

Kurzprogramm

Swing-in

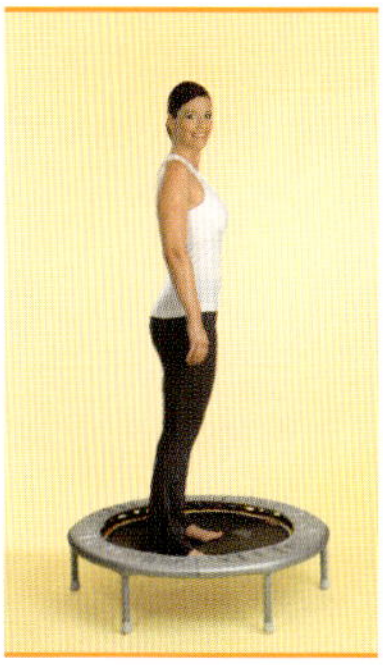

S. 36
Wirbelsäule aufrichten

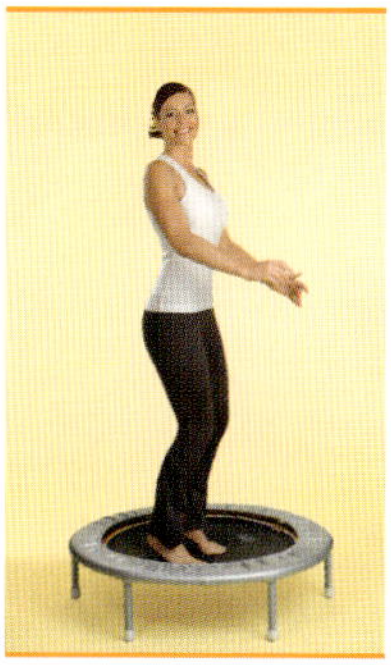

S. 37
Beidbeiniges Schwingen

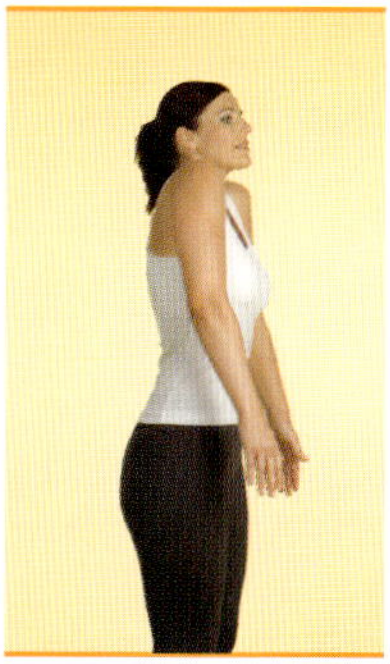

S. 38
Schultern kreisen

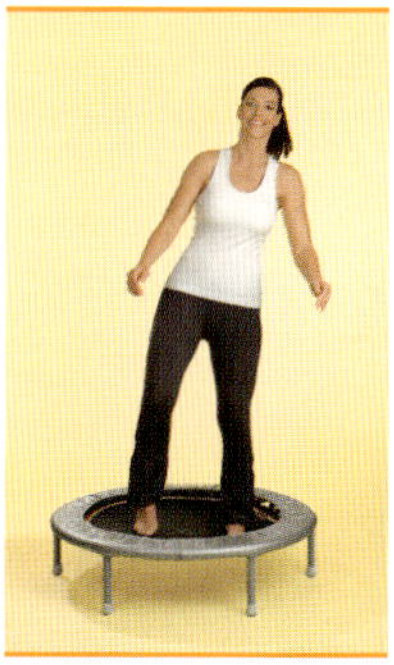

S. 41
Gewicht verlagern

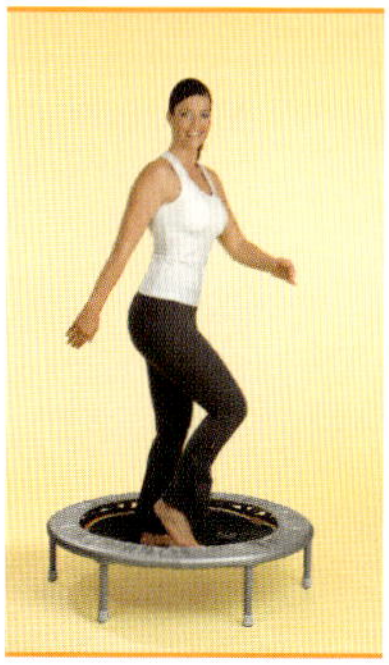

S. 43
Walking

Cardio Swing

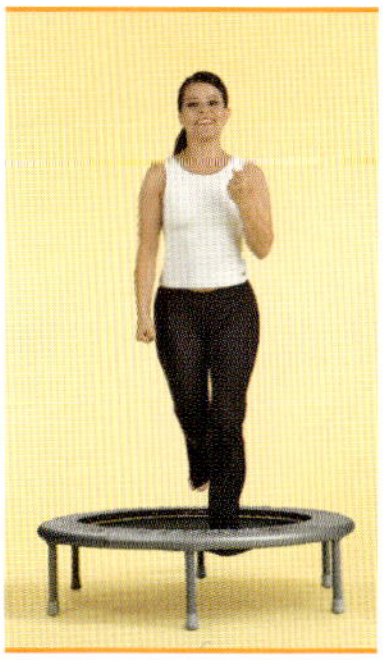

S. 47
Jogging

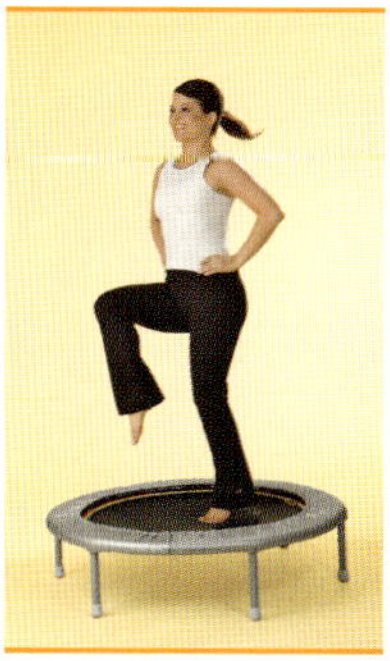

S. 48
Lippizaner-pferdchen

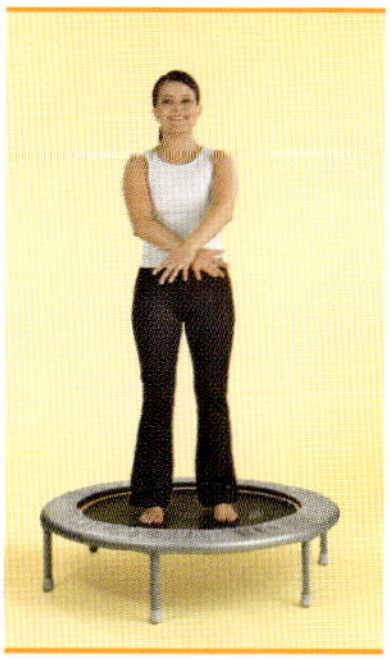

S. 52
Big Circle

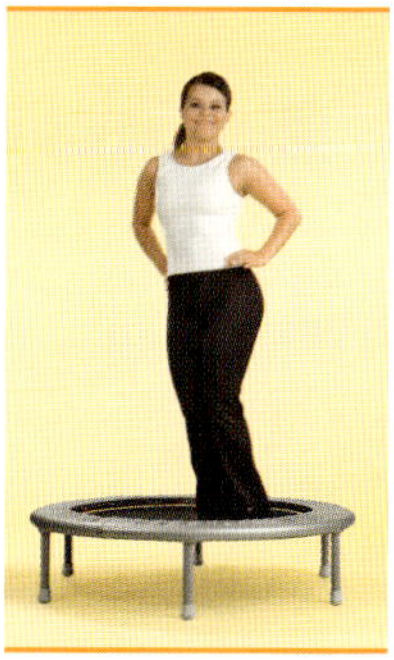

S. 50
Twist

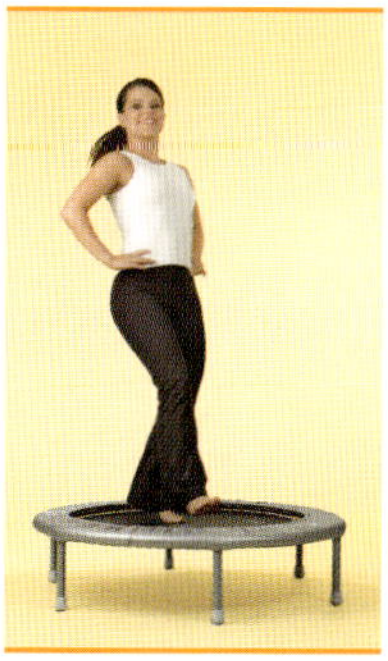

S. 47
Riverdance

Balance Stability

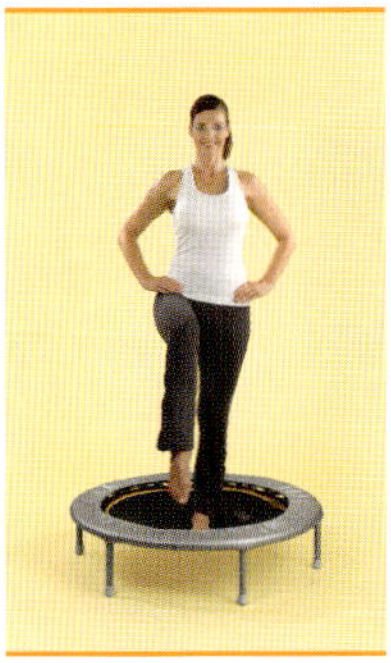

S. 64
Flamingo

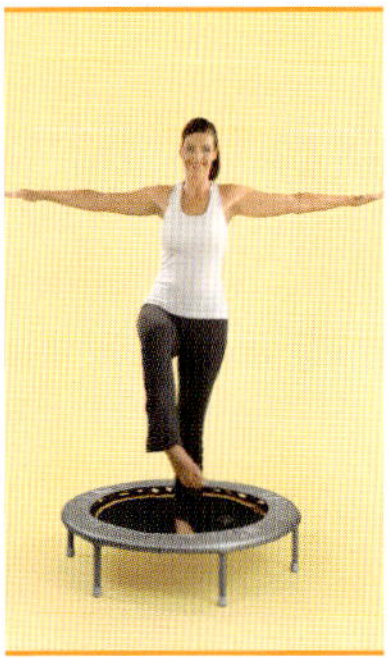

S. 65
Flamingo mit Fußkreisen

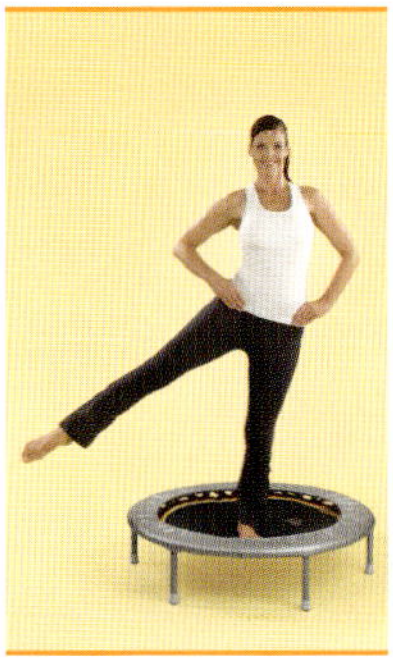

S. 60
Seestern

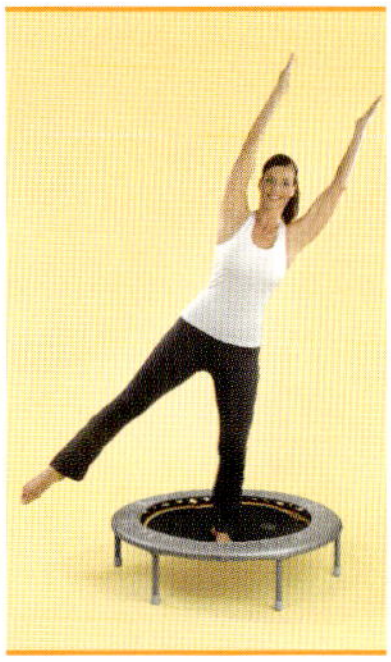

S. 61
Seestern für Fortgeschrittene

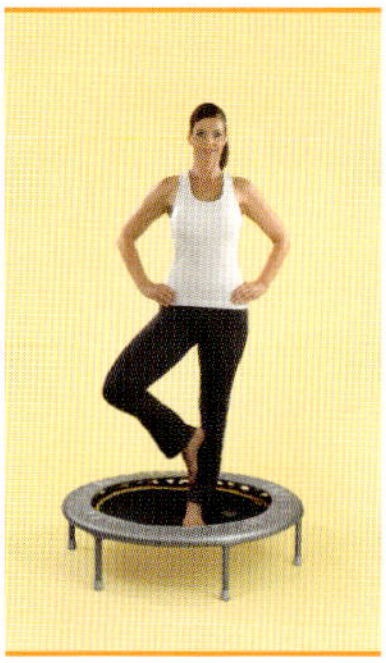

S. 66
Baum

Balance Workout

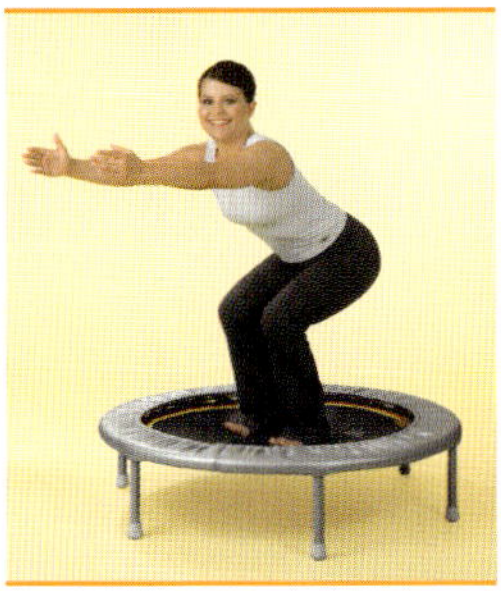

S. 74
Froschkönig

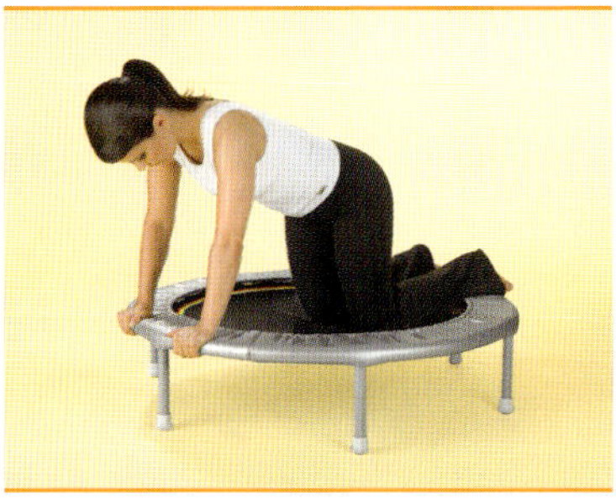

S. 76
Vierfüßler

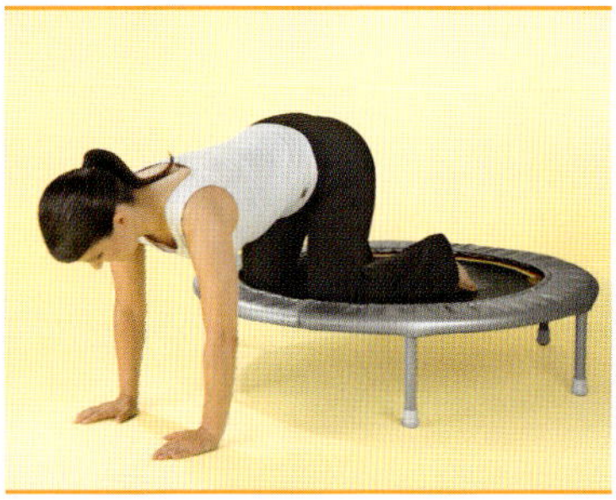

S. 78
Goliath

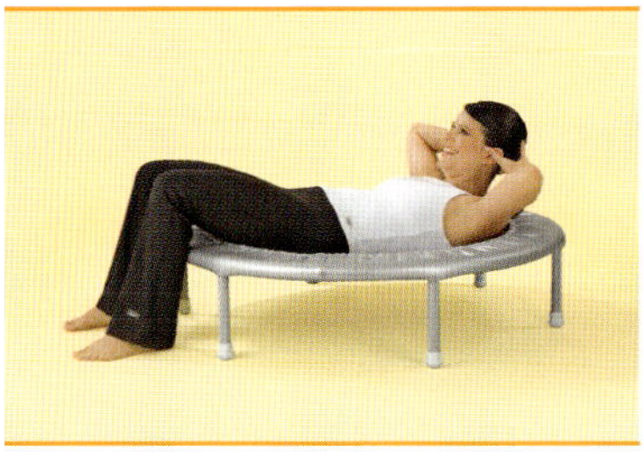

S. 80
Meerjungfrau

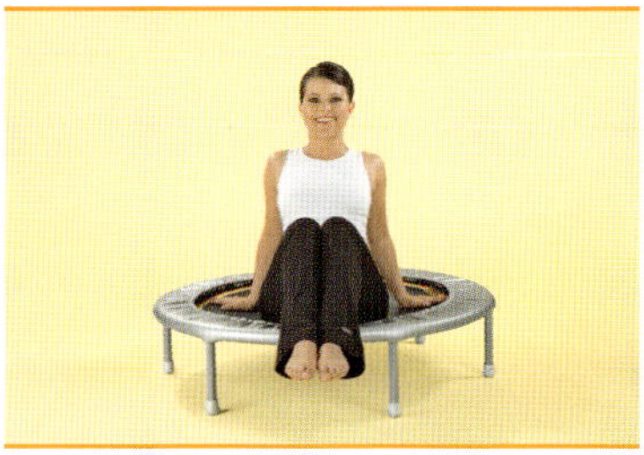

S. 82
Beauty Queen

Balance Relax

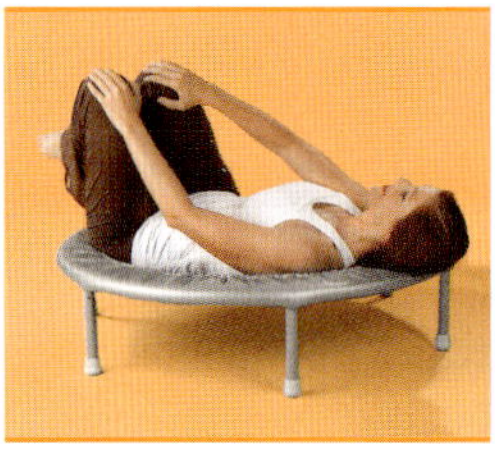

S. 88
Kniekreis

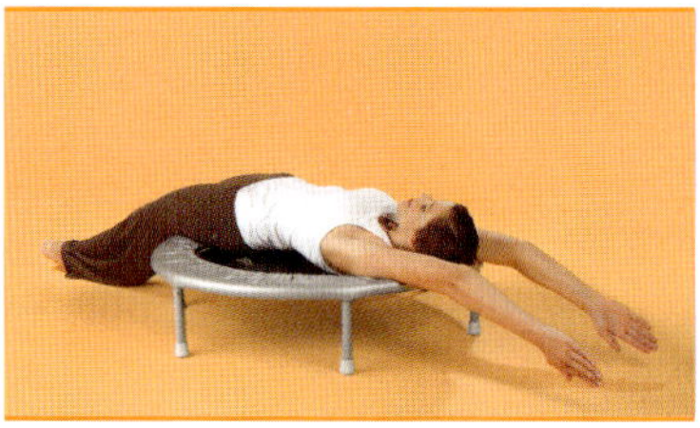

S. 89
Strecken und Entspannen

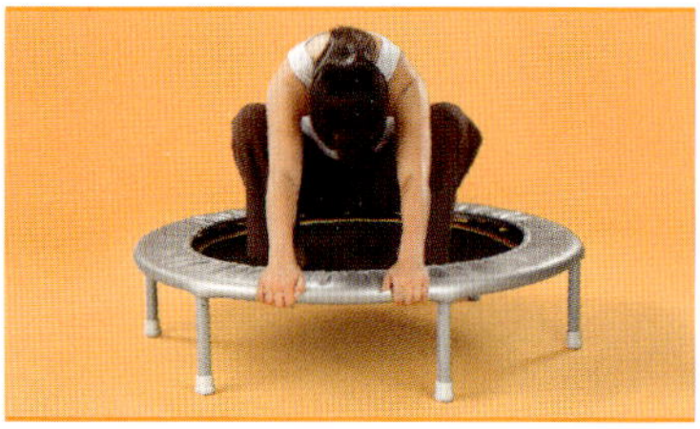

S. 90
Wirbelsäulendehnung

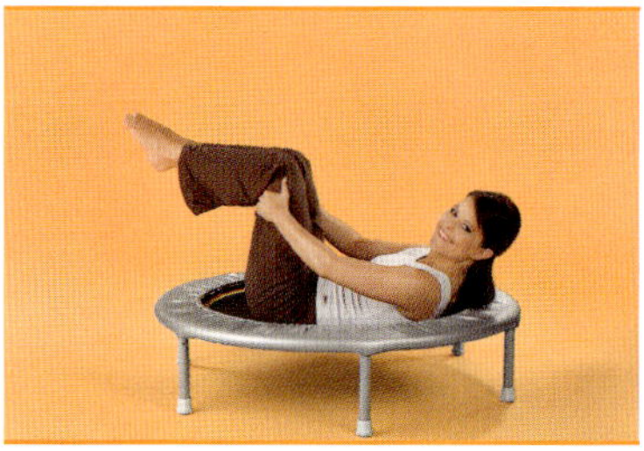

S. 89
Rückenschaukel

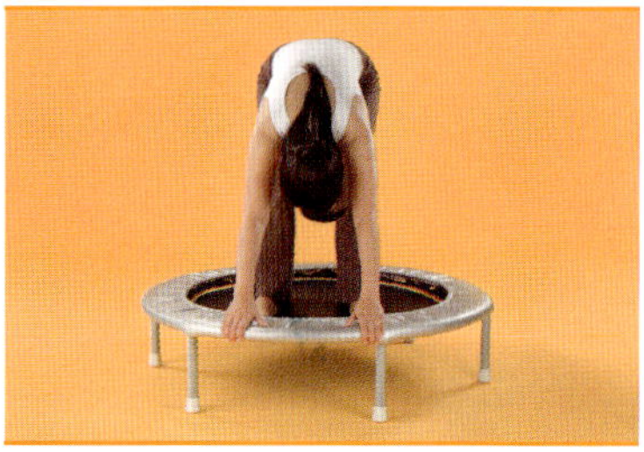

S. 91
Beindehnung

Danksagung

Wir danken BLV, dem Verlag, der uns mit diesem Buch die Möglichkeit gegeben hat, Balance Swing™ noch mehr Menschen zugänglich zu machen, sowie dem gesamten Team, das uns bei der Erstellung des Buches immer unterstützt hat.
Ein weiterer Dank geht an Joachim Heymans, der mit seinen Triminlin-Trampolinen einen entscheidenden Beitrag zur Umsetzung unseres Konzeptes geleistet hat.
Auch unseren Teilnehmern in den Studios AQUA VITAL Frauenfitness in München und fit for life Dachau möchten wir herzlich danken. Ihr habt uns mit Eurem positiven Feedback inspiriert, das Konzept weiterzuentwickeln und in die Welt zu tragen. Insbesondere Wolfgang Perret, der an uns und unsere Idee geglaubt hat und uns gerade in der Anfangsphase mit Rat und Tat zur Seite stand.
Yvonne dankt ihrem Lebenspartner Stefan für die liebevolle Umsorgung in den Zeiten des Schreibens sowie ihrer Mutter und ihrer Schwester Katrin für die Unterstützung.
Annett bedankt sich bei ihrem Team, das ihr die notwendige Zeit zum Schreiben ermöglicht hat.

Ein ganz besonderer Dank geht an unsere Eltern, ohne die es weder uns noch Balance Swing™ gäbe.

Über die Autorinnen

Yvonne Hyna (rechts) ist Master-Instructorin, Rückenschullehrerin und Mind-Body-Expertin. Sie ist Vorstandsmitglied bei Siemens Active und seit vielen Jahren in der Fitnessbranche tätig. Annett Schönfelder (links) ist Besitzerin des Gesundheitszentrums »Körperkultur« in Dachau. Sie ist Referentin für Trainings- und Ernährungsseminare, Hypnotherapeutin und Metabolic Pro Beraterin. Gemeinsam haben sie das Balance-Swing™-Trainingskonzept entwickelt und die Balance Swing™ Academy gegründet. Informationen zu Workshops und Ausbildungen finden Sie unter www.balance-swing.de

Die passende CD zum 30-minütigen Balance-Swing™-Workout können Sie unter www.balance-swing.de bestellen.

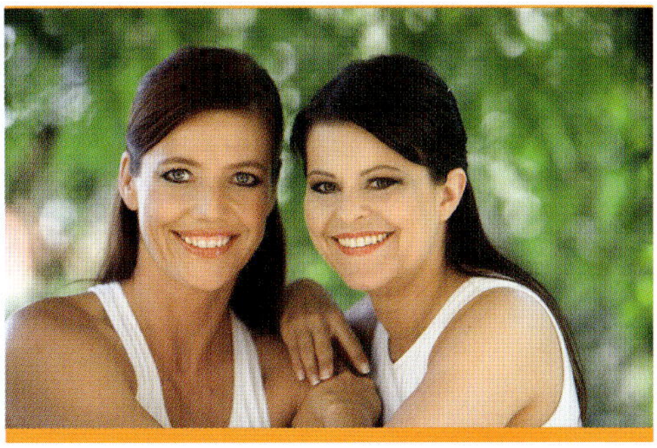

Impressum

Bibliografische Information der Deutschen Nationalbibliothek
Die Deutsche Nationalbibliothek verzeichnet diese Publikation in der Deutschen Nationalbibliografie; detaillierte bibliografische Daten sind im Internet über http://dnb.d-nb.de abrufbar.

4. Auflage

BLV Buchverlag GmbH & Co. KG
80797 München

Bildnachweis:
Alle Fotos von Claudia Reiter, außer:
Fotolia: S. 20; S. Hart: S. 26; Odlo: S. 13

Alle Grafiken von Jörg Mair, außer:
S. Menke: S. 23

Umschlagfotos: Fotoatelier Claudia Reiter
Layoutentwurf Innenteil: Kochan & Partner, München
Lektorat: Marion Ónodi, Annette Maas
Herstellung: Ruth Bost
Satz und Layout: Uhl + Massopust, Aalen

Printed in Germany
ISBN 978-3-8354-0811-1

Hinweis
Das vorliegende Buch wurde sorgfältig erarbeitet. Dennoch erfolgen alle Angaben ohne Gewähr. Weder Autorinnen noch Verlag können für eventuelle Nachteile oder Schäden, die aus den im Buch vorgestellten Informationen resultieren, eine Haftung übernehmen.